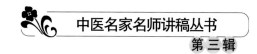

中医名家名师讲稿丛书
第三辑

罗元恺妇科学讲稿

罗元恺　著

罗颂平　整理

人民卫生出版社

图书在版编目（CIP）数据

罗元恺妇科学讲稿/罗元恺著. —北京：人民卫生
出版社，2011.4

（中医名家名师讲稿丛书）

ISBN 978-7-117-14155-0

Ⅰ.①罗…　Ⅱ.①罗…　Ⅲ.①中医妇科学—研究
Ⅳ.①R271.1

中国版本图书馆 CIP 数据核字（2011）第 023968 号

门户网：www.pmph.com	出版物查询、网上书店
卫人网：www.ipmph.com	护士、医师、药师、中医师、卫生资格考试培训

中医名家名师讲稿丛书·第三辑

罗元恺妇科学讲稿

著　　者：罗元恺

出版发行：人民卫生出版社（中继线 010-59780011）

地　　址：北京市朝阳区潘家园南里 19 号

邮　　编：100021

E - mail：pmph @ pmph.com

购书热线：010-67605754　010-65264830
　　　　　010-59787586　010-59787592

印　　刷：北京铭成印刷有限公司

经　　销：新华书店

开　　本：710×1000　1/16　印张：11.5　插页：4

字　　数：166 千字

版　　次：2011 年 4 月第 1 版　2024 年 3 月第 1 版第 11 次印刷

标准书号：ISBN 978-7-117-14155-0/R·14156

定　　价：30.00 元

打击盗版举报电话：010-59787491　E-mail：WQ @ pmph.com

（凡属印装质量问题请与本社销售中心联系退换）

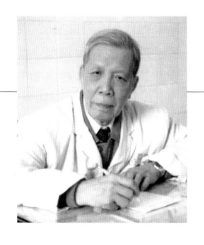

作者简介

　　罗元恺(1914—1995)，男，汉族，原广州中医学院教授，副院长，第五、六、七届全国人大代表。是首批获中医硕士、博士学位授予权的研究生导师；首批享受国务院特殊津贴的中医专家；国务院学位评定委员会第一届学科评议组成员；中华全国中医学会理事、中华全国中医学会第一届妇科分会副主任委员；中华医学会理事和广东省医学会副会长、广东省中医学会副会长、妇科专业委员会主任委员；全国首批老中医药专家学术经验继承工作的导师。

　　罗元恺出生于中医世家。其父罗棣华悬壶于南海、广州等地，善治热病，对温病颇有研究。罗氏幼承庭训，立志以医为业。1930年考入广东中医药专门学校，1935年以总成绩第一名毕业，并考取广州市中医师执照，留校任教《金匮要略》，兼任广东中医院医师。抗日战争期间曾在粤北地区行医，并开设中医讲习所。抗战胜利后重返母校，1949年就任广东中医药专门学校校长，1951年兼广东中医院院长，其后兼任广东省中医进修学校副校长。

　　罗元恺是全国著名中医学家和中医教育家。从事中医医疗、教学60年，1956年参与筹办广州中医学院，曾任进修部主任、妇儿科教研室主任。1962年获省政府授予的"广东省名老中医"称号。1977年成为国内第一位中医教授。1978年开始招收中医妇科学研究生。1979年担任广州中医学院副院长，兼首届学位委员会主席。

罗元恺学术造诣深厚。他对于《黄帝内经》、《金匮要略》等中医经典著作颇有研究，认为阴阳学说是中医理论的核心和纲领。它不仅具有哲学的含义，还有着更为丰富的科学内涵。具体体现在脏腑、经络、诊法、辨证和治法方药等各个方面，是指导中医临证思维的总纲，是辨证论治中的两分法。他从《黄帝内经》得到启发，首先提出"肾—天癸—冲任—子宫轴"的概念，认为是女性性周期调节的核心。对妇科学术界影响颇大。

罗元恺是中医临床大家，医德高尚，医术精湛，擅长内、妇、儿科，尤精于妇科。他注重补肾与活血两大治法。深谙调经种子之道，认为肾主先天、脾主后天，二者共为精气血之本，故与生殖有关的虚证，多责诸脾肾。他提出妇科的主要病机是冲任损伤，而调理冲任就在于调理肾肝脾的观点。充分发挥中医药在调经、种子、安胎以及消癥散结方面的特色与优势，学验俱丰，尤其是在诊疗不孕症、反复自然流产等疑难病症方面疗效卓著，享有"送子观音"之美誉。他在 1982 年创制了补肾安胎的"滋肾育胎丸"，曾获 1983 年卫生部科技成果乙等奖，为国家中药保护品种。1984 年又研究开发了活血止痛的"田七痛经胶囊"，获 1986 年广州市科技成果三等奖。

罗元恺是中医教育的一代宗师。他认为中医首先来源于临床，理法方药均应用于临床，故能够扎根于民众之中，而中医独特的理论体系，其哲学和科学的内涵，则是中医学在两千多年的历史过程中持续发展的基础。因此，现代中医教育不可偏废理论与临床。他在 70 岁高龄时还主办了全国中医妇科师资班，并亲自主讲，同时也邀请国内 10 多位著名妇科专家前来讲学，融会各家精华，取得良好的效果。

他勤于著述，笔耕不辍，主编全国高等医药院校统编教材《中医妇科学》第五版（上海科技出版社，1984 年）和《高等中医院校教学参考丛书·中医妇科学》（人民卫生出版社，1986 年）；并主编《中医儿科学》教材第一、二版；参加编写《中国医学百科全书·中医妇科分册》；主编《实用中医妇科学》。还出版学术专著 6 部，包括《罗元恺医著选》、《罗元恺论医集》、《罗元恺女科述要》；点注张介宾妇科专著《妇人规》；以及由其学术继承人整理出版的《中国百年百名中医临床家·罗元恺》和《罗元恺妇科经验集》。

　　他以传播和振兴中医药为己任,善于因材施教,桃李遍布海内外。他作为新中国成立后第一代中医妇科学术带头人,30多年来勤恳耕耘,立业树人,以自身的成就带动了学科的建设和发展。他培养和造就了第二、三代学科带头人,并培育了一批硕士、博士。他的学术成就和医术在东南亚、欧美地区有较大的影响。他在晚年仍赴泰国、新加坡、中国香港和澳门等地讲学与诊病,并出席第二、三届亚洲中医药学术大会,在国内外颇有声望。他的生平和成就被载入英国剑桥《世界名人录》和美国《国际名人辞典》。

5

出版者的话

自 20 世纪 50 年代始,我国高等中医药院校相继成立,与之相适应的高等中医教育事业蓬勃发展,中医发展史也掀开了崭新的一页,一批造诣精湛、颇孚众望的中医药学专家满怀振兴中医事业的豪情登上讲坛,承担起传道、授业、解惑的历史重任。他们钻研学术,治学严谨;提携后学,不遗余力,围绕中医药各学科的建设和发展,充分展示自己的专业所长,又能结合学生的认识水平和理解能力,深入研究中医教学规律和教学手段,在数十年的教学生涯中,逐渐形成了自己独特的风格,同时,在不断的教学相长的过程中,他们学养日深,影响日广,声誉日隆,成为中医各学科的学术带头人。中医教育能有今日之盛,他们居功甚伟,而能够得到各位著名专家的教诲,也成为莘莘学子的渴望,他们当年讲课的课堂笔记,也被后学者视为圭臬,受用无穷。

随着中医事业日新月异地发展,中医教育上升到新台阶。当今的中医院校中,又涌现出一大批优秀教师。他们继承了老一辈中医学家的丰富经验,又具有现代的中医知识,成为当今中医教学的领军人物。他们的讲稿有着时代的气息和鲜明的特点,沉淀了他们多年的学术思想和研究成果。

由于地域等原因的限制,能够亲耳聆听名家、名师授课的学生毕竟是少数。为了惠及更多的中医人,我们策划了"中医名家名师讲稿丛书",分辑陆续出版,旨在使后人学有所宗。

第一辑(共 13 种):

《任应秋中医各家学说讲稿》　　　《任应秋内经研习拓导讲稿》

《刘渡舟伤寒论讲稿》　　　　　　《李今庸金匮要略讲稿》

《凌耀星内经讲稿》　　　　　　　《印会河中医学基础讲稿》

《程士德中医学基础讲稿》　　　　《王绵之方剂学讲稿》

《王洪图内经讲稿》　　　　　　　《李德新中医基础理论讲稿》

《刘景源温病学讲稿》　　　　　　《郝万山伤寒论讲稿》

《连建伟金匮要略方论讲稿》

第二辑(共 8 种):

《孟澍江温病学讲稿》　　　　　　《颜正华中药学讲稿》

《周仲瑛内科学讲稿》　　　　　　《李鼎针灸文献讲稿》

《张家礼金匮要略讲稿》　　　　《费兆馥中医诊断学讲稿》

《邓中甲方剂学讲稿》　　　　　《张之文温病学讲稿》

第三辑(共13种)：

《张伯讷中医学基础讲稿》　　　《李培生伤寒论讲稿》

《陈亦人伤寒论讲稿》　　　　　《罗元恺妇科学讲稿》

《李飞方剂学讲稿》　　　　　　《孟景春内经讲稿》

《王灿晖温病学讲稿》　　　　　《杨长森针灸学讲稿》

《刘燕池中医基础理论讲稿》　　《张廷模临床中药学讲稿》

《王庆其内经讲稿》　　　　　　《王永炎中医脑病学讲稿》

《金寿山温病学讲稿》

　　丛书突出以下特点：一是权威性。入选名家均是中医各学科的创始人或重要的奠基者，在中医界享有盛誉；同时又具有多年丰富的教学经验，讲稿也是其数十载教学生涯的积淀。入选名师均是全国中医药院校知名的优秀教师，具有丰富的教学经验，是本学科的学术带头人，有较高知名度。二是完整性。课程自始至终，均由专家们一人讲授。三是思想性。讲稿围绕教材又高于教材，专家的学术理论一以贯之，在一定程度上可视为充分反映其独特思想的专著。四是实践性。各位专家都有丰富的临床经验，理论与实践的完美结合能给读者以学以致用的动力。五是可读性。讲稿是讲课实录的再提高，最大限度地体现了专家们的授课思路和语言风格，使读者有一种亲切感。同时对于课程的重点和难点阐述深透，对读者加深理解颇有裨益。

　　在组稿过程中，我们得到了来自各方面的大力支持，许多专家虽年事已高，但均能躬身参与，稿凡数易；相关高校领导也极为重视，提供了必要的条件。在此，对老专家们的亲临指导、对整理者所付出的艰辛努力以及各校领导的大力支持，深表钦佩，并致以诚挚的谢意。

人民卫生出版社

2008 年 12 月

前　言

　　罗元恺教授是著名中医学家，从医、从教60年，毕生致力于中医教育、临证与学术研究。他从20世纪30年代开始从事中医教学，曾担任《金匮要略》、中医儿科、中医妇科等课程的教学工作。他主编《中医妇科学》五版教材，从20世纪80年代到90年代在全国中医院校应用，是使用周期最长的教材之一。直至21世纪，仍作为中国台湾长庚大学中医学系的教材以及香港中医执业医师考试的蓝本，在海内外影响深远。

　　罗元恺曾担任广东中医药专门学校校长、广州中医学院进修部主任、妇儿科教研室主任、副院长等职，长期从事教学行政管理工作。对中医教育事业倾注了毕生心血，对中医临床学科的课堂与实践教学有丰富的经验，并提出因材施教、广开思路、理论结合临床的教学方法，是现代中医教育的一代宗师。他在20世纪80年代任广州中医学院副院长，主管教学与研究生工作。但在繁忙的工作中从未中断教学与临证，一直坚持给本科生和研究生授课，并撰写了大量的讲稿。本书是根据罗老留下的讲稿整理而成。包括《中医妇科学》总论和各论的部分内容，研究生课程的部分内容，专题讲座等，他给学术继承人讲授的专题则是根据录音整理。

　　在长期的教学实践中，他提出中医教学的几条原则：①中医、中药各个学科都要以中医基础理论为纲，由中医基础理论派生出各学科的理论，并指导本学科的临床实践；②中医基础和临床课的教师都不应脱离临床，以医促教，理论联系实际；③对学生要因材施教，启发思路，培养临床与研究的技能。从他的妇科讲稿中，可以充分体现其教学思路与方法。

　　罗老勤于著述，他先后撰著《罗元恺医著选》（广东科技出版社，

1980年)、《罗元恺论医集》(人民卫生出版社,1990年)、《罗元恺女科述要》(广东高等教育出版社,1993年);点注张介宾妇科专著《妇人规》(广东科技出版社,1984年);主编《实用中医妇科学》(上海科技出版社,1994年);他还主编《高等中医院校教学参考丛书·中医妇科学》(人民卫生出版社,1986年),作为中医妇科学教与学的参考,深受教师和学生的欢迎。该书出版后经多次重印,并在台湾地区发行。

从罗元恺妇科学讲稿中,可以展示一位名医、名师的学者风范,中医精神与大师品格。

罗颂平

2011 年 1 月 16 日

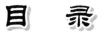

12

第一章
中医妇科学总论

 中医妇产科学术发展概况

我国是一个历史悠久、文化灿烂、具有丰富民族遗产的国家。历史上出现了许多伟大的思想家、科学家、发明家。早在远古时代，我国劳动人民为了保护健康，积累了同疾病斗争的经验，逐渐创造了医药学问，就有文字记载来说，已有两千多年之久。以后不断充实发展，成为一整套的医药学术。中医学对妇女的解剖生理特点、疾病的认识和防治、专科的设置等，都有悠久的历史和较丰富的经验。

（一）公元前有关妇产科的一些史料

有关妇产科的史料，最早的要推公元前一千多年殷商时代甲骨文中的卜辞了。

"乙丑卜，贞帚嬽育子亡疾。"贞，即占卜问卦。帚嬽是武丁之妃，这是贞卜她育子是否有生产之疾病。

"贞子母其毓不丼。"毓，即孕育；母与毋通；此卦是贞后妃所孕之子，可能在临产时有异常。

现存古籍中，有关妇产科范围的记载，如《易·系辞下》有"天地氤氲，万物化醇；男女媾精，万物化生。"这是指出人类延续子嗣的必要条件和机制。又《易·九五爻辞》有"妇孕不育"和"妇三岁不孕"，前者可能是指妇女怀孕后流产，后者则是不孕的定义。

《诗经·大雅生民之什生民》有"载震载夙"，释文是："震，本又作娠，怀妊也。"

关于胎儿之发育，《淮南子·精神训》有"一月而膏，二月而胚，三月而胎，四月而肌，五月而筋，六月而骨，七月而成，八月而动，九月而躁，十月而生"的说法。此说为后世一些妇产科书所采用。

《山海经》记载了一些"食之宜子"或"食之无子"的药物或食物。如《山海经·中山经》说:"青中之山……其中有鸟焉,名曰鸱,其状如凫,青身而朱目赤尾,食之宜子。"又《西山经》云:"嶓冢之山……有草焉,其叶如蕙,其本如桔梗,黑华而不实,名曰蓇蓉,食之使人无子。"还记载一种名耳鼠的动物,食其肉可致堕胎。这些物名今天虽难以考证,但足以说明当时已经注意到某些药物或食物可以影响生育了。

至于妇产科常用的药物如蓷(益母草)、茹藘(茜草)、芣苢(车前草)、艾叶等,《诗经》亦有记载。其中,芣苢(车前草)在当时是用于防止难产的草药。

我国本来很早已有妇产科方面的专著。据《汉书·艺文志》和《隋书·经籍志》记载,有关妇产科方面的专书有《妇人婴儿方十九卷》、《范氏疗妇人方十一卷》、《徐文伯疗妇人瘕一卷》、《黄帝素问女胎》、《黄帝养胎经》、《素女方》等等,惜早已散失。张仲景在《伤寒论·序》中也提到撰用《胎胪药录》,应该也是妇产科专书,亦已佚失。现在只能从《黄帝内经》条文中寻找最早的妇产科资料了。

1.《黄帝内经》有关妇产科方面的资料

中国现存最早的医学著述《黄帝内经》,包括《素问》和《灵枢》,成书于公元前四、五百年的战国时代至公元初的汉代。其中已有不少妇科方面的论述。

(1)关于解剖生理

"脑、髓、骨、脉、胆、女子胞,此六者,地气之所生也,皆藏于阴而象于地,故藏而不泻,名曰奇恒之府。"(《素问·五脏别论》)古代很早就有解剖的记载,《灵枢·经水》提出:"八尺之士,皮肉在此,外可切循而得之。其死,可解剖而视之。"认识到女子胞是女性的重要脏器。张景岳注释说:"女子之胞,子宫是也。"除女子胞以外,《黄帝内经》还提到"胞脉"、"胞络"、"阴器"、"毛际"等解剖部位的名称。有些人一提到解剖,就以为是外国的东西,事实并不如此。

"女子七岁,肾气盛,齿更发长;二七而天癸至,任脉通,太冲脉盛,月事以时下,故有子;三七肾气平均,故真牙生而长极;四七筋骨坚,发长极,身体盛壮;五七阳明脉衰,面始焦,发始堕;六七三阳脉衰于上,

面皆焦,发始白;七七任脉虚,太冲脉衰少,天癸竭,地道不通,故形坏而无子也。"(《素问·上古天真论》)

"其有年已老而有子者,何也? 岐伯曰:此其天寿过度,气脉常通,而肾气有余也。此虽有子,男子不过尽八八,女子不过尽七七,而天地之气皆竭矣。"(《素问·上古天真论》)

"妇人无须者,无血气乎? 岐伯曰:冲脉任脉皆起于胞中,上循背里,为经络之海,其浮而外者,循腹右上行,会于咽喉,别而络唇口,血气盛则充肤热肉,血独盛则澹渗皮肤生毫毛。今妇人乏生,有余于气,不足于血,以其数脱血也。冲任之脉,不荣唇口,故须不生焉。"(《灵枢·五音五味》)

"胞络者,系于肾。"(《素问·奇病论》)

以上几条,是论述女子的生理特点及其生长发育、衰退等过程。其中论述月经的机制,具有很深远和实际的意义。"肾气"是概括性生殖系统的功能。"天癸"是促进生殖功能的一种物质。张景岳对"天癸"的解释是"无形之水",意即肉眼看不见的分泌液,而对于人体的生长发育极其重要。"天癸"的出现,能促使冲脉盛、任脉通,月经定期来潮并可以孕育;至经绝之年,则任脉和冲脉先虚衰,继而"天癸"这种物质竭绝,月经便停止,也就不再具备生育能力。如结合现代对于垂体、卵巢、子宫等内分泌调节的相互关系,来理解月经周期的调节,是颇有意义和值得深入研究的。

(2) 关于妇女病的诊断和鉴别诊断

"面王以下者,膀胱子处也……女子在于面王,为膀胱子处之病,散为痛,抟为聚,方圆左右,各如其色形。其随而下,至胝为淫,有润如膏状,为暴食不洁。"(《灵枢·五色》)

"肾脉……微涩为不月。"(《灵枢·邪气脏腑病形》)

"石瘕生于胞中,寒气客于子门,子门闭塞,气不得通,恶血当写不写,衃以留止,日以益大,状如怀子,月事不以时下,皆生于女子,可导而下。""肠覃何如? 岐伯曰:寒气客于肠外,与卫气相搏,气不得营,因有所系,癖而内着,恶气乃起,息肉乃生。其始生也,大如鸡卵,稍以益大,至其成,如怀子之状,久者离岁,按之则坚,推之则移,月事以时下,

此其候也。"(《灵枢·水胀》)

以上是论述对妇女望诊、切诊的诊法以及对腹腔肿块的鉴别诊断。"石瘕"是生于胞中,"肠覃"则在于肠外,虽都有"状如怀子"的腹部膨隆,但可从月事是否以时下,可作为临证鉴别的重点。

(3) 关于经带病的机制

"任脉为病,男子内结七疝,女子带下瘕聚。""督脉为病,脊强反折。督脉者,起于少腹以下骨中央,女子入系廷孔,其孔,溺孔之端也。其络循阴器合篡间,绕篡后……入循脊络肾。其男子循茎下至篡,与女子等……其女子不孕。"(《素问·骨空论》)

"二阳之病发心脾,有不得隐曲,女子不月;其传为风消,其传为息贲者,死不治。"(《素问·阴阳别论》)

"月事不来者,胞脉闭也。胞脉者,属心而络于胞中。今气上迫肺,心气不得下通,故月事不来也。"(《素问·评热病论》)

"阴虚阳搏谓之崩。"(《素问·阴阳别论》)

"悲哀太甚则胞络绝,胞络绝则阳气内动,发为心下崩,数溲血也。……思想无穷,所愿不得,意淫于外,入房太甚,宗筋弛纵,发为筋痿,及为白淫。"(《素问·痿论》)

"有病胸胁支满者,妨于食,病至则先闻腥臊臭,出清液,先唾血,四肢清,目眩,时时前后血,病名为何?何以得之?岐伯曰:病名血枯。此得之少年时,有所大脱血,若醉入房中,气竭伤肝,故月事衰少不来也。帝曰:治之奈何?复以何术?岐伯曰:以四乌鲗一䕡茹,二物并合之,丸以雀卵,大如小豆,以五丸为后饭,饮以鲍鱼汁,利肠中及伤肝也。"(《素问·腹中论》)

"有病肾风者……至必少气时热,热从胸背上至头,汗出手热,口干苦渴,小便黄,目下肿,腹中鸣,身重难以行,月事不来,烦而不能食,不能正偃,正偃则咳,病名曰风水,论在刺法中。"(《素问·评热病论》)

以上各条是论述经病、带病的机制。有些纯然是妇科病,有些则是由于其他疾病引致月经不通。其中有因大出血后而致血枯经闭,则类似于产后出血所致的垂体性闭经。《黄帝内经》提出了现存最早的一条妇科药方"四乌鲗骨一䕡茹丸",至今仍有其临床意义。

（4）关于妊娠诊断与妊娠疾病

"妇人手少阴脉动甚者,妊子也。"（《素问·平人气象论》）

"阴搏阳别,谓之有子。"（《素问·阴阳别论》）

"何以知怀子之且生也? 身有病而无邪脉也。"（《素问·腹中论》）

"妇人重身,毒之何如? 岐伯曰:有故无殒,亦无殒也。"（《素问·六元正纪大论》）

"人有重身,九月而喑,此为何也? 岐伯曰:胞之络脉绝也。何以言之? 岐伯曰:胞络者系于肾。少阴之脉,贯脊系舌本,故不能言。帝曰:治之奈何? 岐伯曰:毋治也,当十月复。"（《素问·奇病论》）

"人生而有病癫疾者,病名曰何? 安所得之? 岐伯曰:病名为胎病。此得之在母腹中时,其母有所大惊,气上而不下,精气并居,故令子发为癫疾也。"（《素问·奇病论》）

以上条文分别论述了妊娠脉、妊娠疾病以及用药原则,并提出了孕妇的妊娠疾患影响胎儿发病的机制。

（5）其他相关论述

"何谓五夺? 岐伯曰:形肉已夺,是一夺也。大夺血之后,是二夺也。大汗出之后,是三夺也。大泄之后,是四夺也。新产及大血之后,是五夺也。"（《素问·五禁》）

"胞移热于膀胱,则癃溺血。"（《素问·气厥论》）

"厥阴所谓癫疝,妇人少腹肿者,厥阴者辰也。三月阳中之阴,邪在中,故曰癫疝少腹肿也。"（《素问·脉解》）

"黄,脉之至也大而虚,有积气在腹中,有厥气,名曰厥疝,女子同法。"（《素问·五脏生成篇》）

《黄帝内经》的这些条文,内容涉及女性解剖与生理特点,对于生长发育与衰老过程的阐述;以及妇产科疾病的病机、诊断与治疗等多方面。在春秋战国和汉代初年,唯心论与唯物论的斗争十分激烈,亦势必反映到医学领域。《黄帝内经》的理论及其哲学观,是具有原始朴素的辩证唯物观的。认为疾病的发生主要是体内阴阳、脏腑、经络、血气的异常变化,同时亦受到自然现象如气候、水土的影响。但《黄帝内经》的成书有一个过程,应该不是在一个短时期内写成,也不是某一位作者所单独完成,其中掺杂了不同的观点,有一些形而上学的东西,因此,要加以分析,去粗取精,去伪存真,批判地加以继承。

2. 历史上最早的妇产科医生

约在公元前四、五百年的战国时代,名医扁鹊(秦越人)游历各地为人治病。"过邯郸闻贵妇人,即为带下医。"这是《史记·扁鹊仓公列传》中的记载。邯郸是赵国的首都。"带下医"就是当时的妇产科医生了。到了汉代,则称为"女医"或"乳医"。《史记·外戚传》亦记载了"有女医淳于衍入宫侍皇后疾"。可见,我国在两千多年前已有妇产科的专业医生。

在古代有"巫"、"医"之争,扁鹊坚决反对宣扬迷信的"巫",他旗帜鲜明地指出:"……信巫不信医,六不治也。"(《史记·扁鹊仓公列传》)

3.《难经》有关妇科的论述

现存古医籍《难经》,相传是秦越人(扁鹊)所作。成书年代比《黄帝内经》稍后,可能是公元前后汉代初期的著作。该书的内容以论脏腑经络和脉诊为主,其中有论述男女脉象的区别。如《难经·十九难》说:"男脉在关上,女脉在关下,是以男子尺脉恒弱,女子尺脉恒盛……男得女脉为不足……女得男脉为太过。"《难经·二十九难》曰:"任之为病,其内苦结,男子为七疝,女子为瘕聚。"《难经·三十六难》曰:"命门者,诸精神之所舍,原气之所系也;男子以藏精,女子以系胞。"《难经·三十九难》又说:"谓肾有两脏也。其左为肾,右为命门。命门者,精神之所舍也;男子以藏精,女子以系胞,其气与肾通。"

由此可见,我国现存的古医籍中,已注意到妇女生理、病理等方面的特点而加以论述。在两千多年前已有妇产科专科医生,是世界上最早有妇产科分科制度的国家。

4. 现存最早的妇产科医案

公元前二百年左右的淳于意(即仓公),在行医治病时,首先建立了"诊籍",即原始的病案。《史记·扁鹊仓公列传》记载了淳于意25个病案中,有两例属妇产科病证,一为闭经,一为难产。

其一:"济北王侍者韩女病腰背痛,寒热,众医皆以为寒热也。臣意诊脉,曰:内寒,月事不下也。即窜以药,旋下,病已。病得之欲男子而不可得也。所以知韩女之病者,诊其脉时,切之,肾脉也,啬而不属。啬而不属者,其来难,坚,故曰月不下。肝脉弦,出左口,故曰欲男子不得也。"这是一例"月事不下",即闭经案。侍女"欲男子而不得",情志郁结过度,影响肝肾,以致闭经。仓公用"窜"法,即以药熏蒸而取效。并分析其脉象为肾脉涩(啬),肝脉弦。

其二:"菑川王美人怀子而不乳,来召臣意。臣意往,饮以莨菪药一撮,以酒饮之,旋乳。臣意复诊其脉,而脉躁,躁者有余病,即饮以硝石一齐,出血,血如豆比五六枚。"这是难产的医案。"不乳",即不分娩。仓公用药催产以后,诊其脉仍"有余",认为是瘀血未下,再用药使余血排出。

这是现存最早的妇产科医案。

5. 注意对孕妇、胎儿的保护

我国很早便注意到对孕妇和胎儿的保护,有"胎教"之说。公元前有刘向作《烈女传》,指出:"古者妇人妊子,寝不侧,坐不边,立不跸,不食邪味,割不正不食,席不正不坐,目不视邪色,耳不听淫声,夜则令瞽诵诗,道正事,如此则生子形容端正。"这种"胎教"观点受儒家思想的影响,但确有其合理的成分,即孕妇应注意起居饮食和正当的娱乐,避免不良因素对胎儿的影响。

(二)汉晋时代妇产科发展概况

1. 现存最早的妇产科专篇

张仲景的《金匮要略》有三篇专论妇产科病证及方药治疗,即《妇人妊娠病脉证并治第二十》、《妇人产后病脉证并治第二十一》和《妇人杂病脉证并治第二十二》。张仲景《伤寒杂病论·序》谓撰用《胎胪药录》,可见这三篇是有所本的。这三篇的内容包括月经病、带下病、妊娠病、产后病和妇科杂病等,如妊娠病有妊娠诊断、恶阻、妊娠腹痛、胞阻、癥瘕、害胎下血证治及鉴别诊断、养胎、安胎的治法方药、还有妊娠小便难、妊娠水肿、妊娠眩晕和伤胎证治;产后病论述新产妇人"三病"及病机,产后腹痛,产后中虚烦呕及热痢伤阴证治;妇人杂病病机、证候、诊治原则和热入血室、月经先期、月经后期、月经过多、崩漏、闭经、痛经、带下病、阴寒、阴疮、梅核气、脏躁、转胞、阴吹、癥瘕证治。共列有35张方子。《金匮要略》妇人三篇所论病种实际上已包括了经、带、胎、产、杂病五大类，大多仍为今天所常用。如温经汤之治月经病、胶艾汤之治漏下、桂枝茯苓丸之治癥瘕、抵当汤之治瘀阻经闭、红蓝花酒之治经痛、干姜半夏人参丸之治脾胃虚寒、妊娠呕吐、当归散之治安胎、甘麦大枣汤之治脏躁等，均颇为著名。处理妇科病的方法也多种多样，如其中提到"阴中蚀疮烂者，狼牙汤洗之。""以绵缠箸如茧，浸汤沥阴中，日四遍。"又提出"妇人阴寒，温阴中坐药，蛇床子散主之。"即以蛇床子仁末与白粉少许和匀，"如枣大，棉裹内之"。又以矾石丸纳阴中以治带下。这是用药液洗涤阴道和以药锭纳入阴道的外治法，开创了妇科冲洗和阴道药锭疗法的先例。这三篇虽然归在《金匮要略》之内，但内容已初具了妇科学的规模。《金匮要略》妇人三篇最早提出妇科疾病分类与辨证论治的方法。以脉症为依据，定出理、法、方、药，有内治法，亦有外治法，方药配伍精当，奠定了中医妇科学的发展基础。

2. 《神农本草经》对妇产科常用药物的记载

《神农本草经》是中国现存最早的一部药物文献。相传为神农氏所作，约成书于东汉末期，经过三国时期魏国吴普的辑述，始成专书。其中记载了不少治疗妇产科疾病的药物。如当归主"妇人漏下绝子"；紫石英主"女子风寒在子宫，绝孕十年无子"；这是我国文献中最早提出"子宫"之名。芎䓖主"妇人血闭无子"；蛇床子主"妇人阴中肿痛"；阿胶主"女子下血，安胎"；白芷主"女人漏下赤白，血闭，阴肿"；地胆主"破癥瘕，堕胎"；漏芦主"下乳汁"等等。这些药物至今仍颇为常用，其内容对于后世妇产科用药有重要的参考价值。

3. 妇产科手术的记载

汉代末年三国时期的名医华佗以外科见长，对妇产科亦具有精湛的医术。据《后汉书·华佗传》记载双胎难产病案："有李将军者，妻病，呼佗视脉。佗曰：伤身而胎不去。将军言：闻实伤身，胎已去矣。佗曰：案脉，胎未去也。将军以为不然。妻稍瘥，百余日复动，更呼佗，佗曰：脉理如前，是两胎，先生者去血多，故后儿不得出也。胎既已死，血脉不复归，必燥着母脊。乃为下针，并令进汤。妇因欲产而不通，佗曰：死胎枯燥，势不自生。使人探之，果得死胎，人形可识，但其色已黑。"可见,华佗对产科的诊治已相当高明。

《三国志·华佗传》又记载一例:"故甘陵相夫人,有娠六月,腹痛不安,佗视脉曰:胎已死矣。使人手摸,知所在……于是为汤下之……即愈。"当时已有外科手术和麻醉方药,华佗亦应用于产科,惜未有著述流传于世。

4.《脉经》对于妇产科方面的论述

晋代名医王叔和著有《脉经》,其中第九卷专门阐述妇产科方面的脉法与辨证论治,共有 8 节。一方面继承了《黄帝内经》和《金匮要略》的主要内容,一方面又在实践方面有所发挥。例如,《平妊娠分别男女将产诸证第一》指出:"尺中肾脉也,尺中之脉,按之不绝,法妊娠也。""三部沉浮正等,按之无绝者,有娠也。"并记载了临产时之"离经脉":"妇人怀妊离经,其脉浮,设腹痛引腰脊,为今欲生也。但离经者不病也。又法妇人欲生,其脉离经,半夜觉痛,日中则生也。"

《平妊娠胎动血分水分吐下腹痛证第二》指出流产的脉象:"妇人怀娠,三月而渴,其脉反迟者,欲为水分,复腹痛者,必堕胎。"怀孕三月,正常脉象应该滑利,若其脉反迟,说明胎气不足,还有腹痛的症状,故为堕胎之征。

产后脉法,以"脉平而虚者"为常。因为产后气血耗伤,脉象当呈虚缓之势。若产后脉反弦急,则可能是病脉。《平妇人病生死证第八》指出:"诊妇人新乳子,脉沉小滑者生,实大坚弦急者死。"

《脉经》首次提出了各种特殊的月经现象,如"居经"、"避年"、"激经"等,有别于"月月如常"的月经。《平带下绝产无子亡血居经证第四》曰:"少阴脉微而迟,微则无精,迟则阴中寒,涩则血不来,此为居经。"又说:"脉微血气俱虚,年少者亡血也……此为居经,三月一来。"根据王叔和的观点,居经并非正常的生理现象。此外,他还指出妇人疝瘕积聚的脉象:"诊妇人疝瘕积聚,脉弦急者生,虚弱小者死。"疝瘕积聚是邪气盛实之证,若反脉虚弱小,乃正虚邪实,预后多不良。

5. 对妇产科病因病机的专门论述

公元 7 世纪初,以隋朝太医博士巢元方为首集体编撰的中医病因与证候学专著《诸病源候论》,第 37 至 44 卷专论妇产科疾病。其中妇人杂病141论,包括月经、带下、癥瘕、不孕、阴挺等;妊娠病61论,包括恶阻、胎漏、胎动不安、数堕胎、胎死腹中等;将产病3论,难产病7论,包括横产、逆产、临产时子死腹中等;产后病71论,包括恶露不尽、产后腹痛、产后发热等。共列283种病候。分门别类,颇为详尽。如论"月水不调候"指出:"妇人月水不调,由劳伤气血致体虚受风冷,风冷之气客于胞内,伤冲脉任脉,损手太阳少阴之经也。冲任之脉皆起于胞中,为经络之海,手太阳小肠之经、手少阴心之经,此二经为表里,主上为乳汁,下为月水,然则月水是经络之余,若冷热调节,则冲脉任脉气盛,太阳少阴所主之血宣流,以时而下;若寒温乖适,经脉则虚,有风冷乘之,邪搏于血,或寒或温,寒则血结,温则血消,故月水乍多乍少,为不调也。"又如论"妊娠数堕胎候":"阳施阴化,故得有胎,荣卫调和,则经养周足,故胎得安而能成长。若气血虚损者,子脏为风冷所居,则气血不足,故不能养胎,所以致胎数堕。候其妊娠而恒腰痛者,喜堕胎也。"

其学术思想受《黄帝内经》《伤寒论》的影响,认为体虚、受风冷之邪是妇科疾病的主要病因,而劳伤气血、损伤胞宫、冲任是妇科疾病主要的病机。明确了妇科疾病的病位在胞宫、冲任,突出了妇科的病机特点。对后世医家的影响较大。

(三)唐宋时期妇产科学的成就

公元7世纪的唐代,中华文化已发展到一个鼎盛时期。随着国势的强盛,海外贸易的兴旺,对文化交流起着促进的作用。如李珣的《海药本草》收载了不少当时的外来药物。公元753年,唐代鉴真大师带着大量的经书东渡日本,并传授医学,还为当时的日本皇后治愈了疾病。海外一些国家把中国医学称为"唐医"。

唐代的医药著述甚多,不下百数十种。其中,有不少是兼论妇产科疾病与治疗者。比较著名者,有《备急千金要方》和《外台秘要》等。

1.《备急千金要方》首重妇科

《备急千金要方》是唐代著名医家孙思邈所撰。作者以"人命重于千金"为念,故名"千金方"。该书较系统地总结唐代以前的医学成就,集各科医方之大成,内容颇为丰富。卷首列《妇人方》三卷,以示对妇人疾病的重视。在序例中说:"先妇人、小儿而后丈夫,……则是崇本之义也。"他还提出妇产科应独立作为专科的必要性:"夫妇人之别有方者,以其胎妊、生产、崩伤之异故也……十四已上,阴气浮溢,百想经心,内伤五脏,外损姿颜,月水去留,前后交互,瘀血停凝,中道断绝,其中伤堕,不可具论,生熟二脏,虚实交错,恶血内漏,气脉损竭,或饮食无度,损伤非一,或疮痍未愈,便合阴阳……所以妇人别立方也。"

在《妇人方》中,首先论述求子,次论妊娠疾病、月经病、带下病、杂病等的证候和治法,收集前人方药数百首,范围比《金匮要略》妇人三篇更广泛,内容更全面。如在"求子"一节,认为不能孕育与男女双方均有关系,提出"凡人无子,当为夫妻俱有五劳七伤,虚羸百疾所致"。对于不孕妇女,由于"于脏闭塞不受精,灸胞门五十壮";"妇人绝嗣胞门闭塞,灸关元三十壮"。而对于丈夫阳气不足,不能施化,用"庆云散"治之;风虚目暗,精气衰少无子,则用"七子散"治疗。

在《妇人方》收集有"妇人断产方",提出:"妇人欲断产,灸右踝上一寸,三壮,即断。"补充了《诸病源候论》仅有下胎法而无方药之不足。

此外,《备急千金要方》还收集了不少民间验方单方。他在序言中说:"人命至重,有贵千金,一方济之,德逾于此。故以为名也。未可传于士族,庶以贻厥私门。"重视散在民间的验方,以疗效为准则,也是孙氏的一个长处。

2. 现存最早的产科专著

公元 9 世纪唐代大中初年(853—854 年),有一部产科专著问世,即唐代著名妇产科学家昝殷所撰的《经效产宝》(又称《产宝》),全书共三卷,分 41 论,分别论述妊娠、难产和产后诸病的治疗和方药,收集二百多首方。体例与《备急千金要方》相似。此书曾经散失,现存的版本,是从日本《医方类聚》等书录出。是现存最早的一本产科专著。

3. 妇产科制度的确立与学术的发展

公元 960 年至 1279 年的两宋时代,妇产科有了进一步的发展。宋代的医事制度,太医局有明确的分科,分为大方脉、风科、小方脉、眼科、疮肿折疡、产科、口齿咽喉科、针灸科、金镞兼禁科九科,共三百人,其中产科十人,设有产科教授,在《元丰备对》中有记载。我国在公元

11

10世纪已从政府的医事制度上明确分科,这是世界上妇产科独立分科之始。欧洲各国是在18世纪才在大学设立妇产科讲座。

由于宋代设立了专科,妇产科专著就多起来了。其中比较著名的有:李师圣、郭稽中的《产育保庆集》、朱端章的《卫生家宝产科备要》、薛仲轩的《坤元是保》、齐仲甫的《女科百问》、陆子正的《胎产经验方》、杨子健的《十产论》、无名氏的《产宝诸方》以及陈自明的《妇人大全良方》。

陈自明编著的《妇人大全良方》是宋代妇产科专著的代表作。他汇集和总结了南宋以前的四十余种医籍中有关妇产科的理论和临证经验,全书分为调经门、众疾门、求嗣门、胎教门、妊娠疾病门、坐月门、产难门、产后门等,每门列有数十证,总共260余论,论后有方药。体例比较完整。明代薛己曾对该书进行校注,加了按语和医案。陈自明提出"妇人以血为根本"的学术观点,主张"气血宜行,其神自清",妇女疾病"皆由劳损气血而伤冲任"所致。治疗方药亦多着重理气血,调冲任。他不仅从理论上初步总结了妇科诊疗的特点,还对乳痈和乳癌首先提出了鉴别与预后的判断。《乳痈乳岩方论》说:"乳头属足厥阴肝经,乳房属足阳明胃经,若乳房忽壅肿痛,结核色赤,数日之外,焮痛胀溃,稠脓涌出,脓尽而愈,此属肝胃热毒,气血瘀滞,名曰乳痈,为易治;若初起内结小核,或如鳖棋子,不赤不痛,积之岁月渐大,巉岩崩破,如熟榴,或内溃深洞,血水滴沥,此属肝脾郁怒,气血亏损,名曰乳岩,为难疗。"这样的认识,实属难能可贵!虽然《妇人大全良方》也掺杂了一些迷信的内容,如"催生灵符"、"推妇人行年法"等,但总体而言,此书为后世奠定了妇科学的基础,是历史上第一部内容较全面的妇科与产科合论的传世之作。

《妇人大全良方》还收录了杨子建的《十产论》。由于《十产论》原本已散失,仅可从陈氏著作中得以保存。内容包括正产、伤产、催产、冻产、热产、横产、倒产、偏产、碍产、坐产、盘肠产等。记载了各种异常胎位的助产方法。如对于横产的处理:"当令产母安然仰卧,令看生之人推而入去,凡推儿之法,先推其儿身,令直上,渐渐通手以中指摩其肩,推其上而正之,渐引指攀其耳而正之。须是产母仰卧,然后推儿直上,徐徐正之,候其身正,门路皆顺,煎催生药一盏,令产母吃了,方可令产母用力,令儿下生。"这些手法和处理程序,基本上是合理的。

(四)金元时期医学百家争鸣对妇产科学术的影响

从 13 世纪中叶至 14 世纪中叶的金元时期(1277～1367 年)是我国医学史上百家争鸣的时期。影响较大的是金元四大家。

1. 刘完素的"主火论"

刘完素,即刘河间(约 1120—1200 年)。金代著名医学家,金元四大家之一。著作有《素问玄机原病式》、《素问病机气宜保命集》、《素问要旨论》、《伤寒直格》、《伤寒标本心法类萃》、《宣明论方》、《三消论》等。他在学术上倡言"火热论"。认为"六气皆从火化",火热之邪是导致各种疾病的主要因素,这是刘氏阐发病机的主要内容之一。治法则根据"热者寒之"的原则,方药多用寒凉,后世称之为"主火派"或"寒凉派"。这种观点,自然也运用到妇科方面。如《素问病机气宜保命集》说:"女子不月,先泻心火,血自下也。"善用寒凉泻火之法以通经。又在《宣明论方·妇人门》中,提出带下病不得概以为寒,亦有湿热蕴结之病机。指出"下部任脉湿热甚者,津液涌溢而为带下。"纠正了当时概以白带属寒的偏见,这种观点,对于从湿热论治带下病有重要的指导作用。对于妇科病的治疗,他认为应根据不同的年龄阶段有所侧重。《素问病机气宜保命集·妇人胎产论》指出:"妇人童幼天癸未行之间,皆属少阴;天癸既行,皆从厥阴论之;天癸已绝,乃属太阴经也。"主张在少女阶段着重肾经,青壮年妇女着重肝经,绝经后着重脾经论治。他运用不同治法调节青春期、育龄期与老年期妇科疾病的原则,对后世影响深远。在用药方面,刘完素提出:"大抵产病天行,从增损柴胡;杂证从加添四物。"他以四物汤作为妇科通用方,主张"春倍川芎,夏倍芍药,秋倍地黄,冬倍当归。……春防风四物,夏黄芩四物,秋天门冬四物,冬桂枝四物,此四时常服随证用之也。"一方面重视气候对于人体的影响,一方面强调要"随证用药",即既有原则性,又有灵活性。他反对"不知四时之寒热,不明气血之虚实,盲然一概用药",可见,他并非一概主张用寒凉的。

2. 张从正的"六门三法"

张从正,字子和(约 1156—1228 年),金元四大家之一。属于攻下

13

派。著有《儒门事亲》，善用汗、吐、下三法以驱病，并把各种病因概括为风、暑、温、火、燥、寒六门。后世称其学术见解为"六门三法"。虚者补之，实者泻之，本是治疗疾病必须遵循的大法。但张氏却独重泻法以治病。他认为凡病皆由邪所致，攻去其邪，使病人能进饮食，才是真正的补益。补法只适宜于养生，治病惟有攻邪。他在《推原补法利害非轻说》一文中，着重阐明"养生当论食补，治病当论药攻"。戒人不可随便用补剂。他也承认疾病有虚有实，但认为大多数是实中有虚，补虚之法，可从"气之偏胜者着眼，制其偏胜则其不胜者自平"。所谓损其有余，即是补其不足。他说："余虽用补，未尝不以攻药居其先，何也？盖邪未去而不可言补，补之则适足资寇。"他的这种观点，也应用于妇科，在他的医案中，往往用吐、下之法驱逐痰水以治月经病。如《儒门事亲·热形》记载治疗痰热闭经的案例：

"一妇人月事不行，寒热往来，口干颊赤喜饮，旦夕闻咳一二声，诸医皆云：经血不行，宜虻虫、水蛭、干漆、礞砂、芫青、红娘子、没药、血竭之类，惟戴人不然，曰：大方虽有此法，奈病人服之，必脐腹发痛，饮食不进，乃命止药，饮食稍进。《黄帝内经》曰：二阳之病发心脾。心受之则血不流，故女子不月。现心受积热，宜抑火升水，流湿润燥，开胃进食。乃涌出痰一二升，下泄水五六行，水湿上下皆去，血气自行沸流，月事不为水湿所隔，自依期而至矣。并不用虻虫、水蛭之类有毒之药。"

"一妇年三十四岁，经水不行，寒热往来，面色萎黄，唇焦颊赤，时咳三两声，向者所服之药，黑神散、乌金丸、四物汤……针灸千百，病转剧。戴人先为涌痰五六升，午前涌毕，午后食进，余证悉除。后三日，复轻涌之，又去痰一二升，食益进，不数日，又下通经散，泻讫一二升后，数日去死皮数重，小者如麸片，大者如苇膜，不一月，经水行，神气大康矣。"

以上病例，按一般治法，多从血分论治，而张子和均用涌痰行水法，使气血流通而愈。他总结出"贵流不贵滞"的经验，指出痰水之邪容易与气血相搏结而为病，故必须驱逐痰水，血气才能流通。这是有参考价值的。

3. 李杲的"脾胃论"

李杲,字明之,晚号东垣老人(1180—1251 年)。金元四大家之一。他提出"内伤脾胃,百病由生"的论点,在《脾胃论》《内外伤辨惑论》、《兰室秘藏》等著作中,从生理、病理、治疗等方面着重阐明脾胃在升降运动中的枢纽作用。他从"土为万物之母"的观点出发,认为"脾胃虚则九窍不通","胃虚元气不足,诸病所生","胃虚则脏腑经络皆无所受气而俱病。"主张"人以脾胃中元气为本",着重升阳益气,调补脾胃,后世称之为"补土派"。他在处方用药方面的特点是药味较多而分量较轻,偏重于升发脾胃阳气。如补中益气汤、升阳除湿汤、清暑益气汤、当归补血汤、生脉散等,都是比较著名而且应用广泛的方剂。李氏以补脾益气、升阳摄血、升阳除湿之法广泛用于妇科疾病,对崩漏、带下、阴挺等均取得较好的效果。他在《兰室秘藏·妇人门》中论述经闭不行,引用《黄帝内经》"二阳之病发心脾,有不得隐曲,女子不月"之义,谓"妇人脾胃久虚,或形羸气血俱衰,而致经水断绝不行,……病名曰血枯经绝,宜泻胃之燥热,补益气血,经自行矣。"他论经漏,则认为"皆由脾胃有亏,下陷于肾,与相火相合,湿热下迫,经漏不止,……宜大补脾胃而升举血气。"对于产后用药,主张以补血为首要。在《半产误用寒凉之药论》一文指出:"妇人分娩及半产漏下,昏冒不省,瞑目无所知觉。盖因血暴亡,有形血去,则心神无所养,心与包络者,君火相火也,得血则安,亡血则危,……亡血补血,又何疑焉?……今当补而升举之,心得血而养,神不昏矣。"李氏补脾升阳,益气补血之法,对妇产科疾病的治疗具有重要的指导作用。

4. 朱震亨的"养阴论"

朱震亨,字彦修,号丹溪翁(1281—1358 年)。金元四大家之一。著有《格致余论》《丹溪心法》《脉因证治》《局方发挥》《产宝百问》、《胎产秘书》等。其主要学术观点是"阳常有余,阴常不足"。反对使用当时盛行的《太平惠民和剂局方》中辛燥之剂。主张保存阴精,为养阴派的倡导者。他诊治疾病主张因时、因地、因人禀赋,治法以气、血、痰为主。他认为"气常有余,血常不足","相火妄动为元气之贼",邪火煎熬真阴,阴虚则病,阴绝而死。强调养阴在养生和治疗上的重要性。

15

同时,认为五志化火均属相火妄动,尤其是情欲容易引动肾之相火,因而力主戒色欲以存阴精,为养生之首要。

在妇产科方面,胎前调治,主张清热养血为主;产后有病,主张先固正气。认为产后无一不虚,当大补气血为先,虽有杂症,宜调补后再治理。他认为妇人病多是血虚,均不可随便发表。《丹溪心法·产前》提出"产前当清热养血,……产前安胎,黄芩、白术为妙药也。条芩安胎圣药也。俗人不知,以为害而不敢用,反谓温热之药可养胎,殊不知产前宜清热,令血循经而不妄行,故能养胎。"又认为妊娠调理,以四物汤去地黄加黄芩、白术为末,常服之。这首方对后世影响较大。不过,滋阴降火只是朱氏常用治法之一,其实他也善用温补,《难产胞损淋漓论》记载徐姓妇人难产胞损淋漓一证:"诊其脉虚甚,曰难产之由,多是气虚,难产之后,血气尤虚。"故当峻补为安。他又曾用"皮工"之法以治子宫脱垂。戴九灵撰《丹溪翁传》记载:"一妇人产后,有物不上如衣裙,医不能喻,翁曰:此子宫也,气血虚,故随子而下,即与黄芪、当归之剂,而加升麻举之,仍用皮工之法,以五倍子作汤洗濯,皱其皮,少选,子宫上。"这可能是产后子宫外翻合并阴道壁膨出,用内服汤药配合药物熏洗使其慢慢缩复,这是内外合治的方法。可见,丹溪治病并非一味滋阴降火,亦注重辨证论治。

金元四大家的理论和经验,从不同的角度丰富了妇科的内容,使中医妇科学的理论与辨证论治方法更加全面,内容更加完善,学术得到提高。

(五)明清时期妇产科学术的发展

从 14 世纪中叶到 19 世纪中叶的明清时代,妇产科继续有所发展,主要着重于文献的整理与总结,出现了一批妇产科的专著。如薛己的《女科撮要》和《校注妇人良方》,赵献可的《邯郸遗稿》,王肯堂的《证治准绳·女科》,万全的《广嗣纪要》和《万氏妇人科》,张介宾的《妇人规》等。

明代之太医院设十三科,包括大方脉、小方脉、妇人、疮疡、针灸、眼、口齿、接骨、伤寒、咽喉、金镞、按摩、祝由等,与宋代的九科比较,分科更细,产科则改为妇人科,此期的妇产科专著亦偏重于妇科。由于程朱理学的盛行,"男女授受不亲",受到封建礼教的束缚,产科的发展滞碍。

清代太医院则设大方脉、小方脉、伤寒、妇人、疮疡、针灸、口齿咽喉、正骨、耳目九科,淘汰了用祝祷和符咒治病的"祝由"科。口齿、咽喉则合二而一,分科更为合理。

明清时代妇产科的著述比较多,有创见,也有总结,理法方药亦较有系统。其中以整理历代著作、总结前人经验方药成书者,是此期著述的一个特点。

1. 薛己的学术思想

薛己,字新甫,号立斋(1488—1558 年),其学术思想是以脾胃、肾命为主,属于温补派。他对于内、外、妇、儿、眼、齿各科无所不功,各科均有著述。

在妇科方面,有《女科撮要》和《校注妇人良方》。薛己善用甘温益中,补土培元之法治疗妇科疾病。例如对于血崩证,认为多因脾气受伤,下陷于肾,与相火相合,湿热下迫所致。当用甘温之剂以调补脾气,使血得以归经。若再误投寒凉之剂损伤脾胃,血失所摄,则难以止崩。脾胃为气血之本,脾虚不能统摄诸血,必须调补脾气为先。阳气虚弱不能生阴血者,宜用六君子汤;阳气虚寒不能生阴血,须用六君子汤加炮姜;胃土燥热而不能生阴血者,则宜四物汤;脾胃虚寒而不能生阴血者,当用八味丸。他还注重肾与命门水火阴阳的虚实,求其所属以平之。命火衰者,"益火之源以消阴翳",主用八味丸;水不足者,"壮水之主以制阳光",用六味丸;阴阳俱虚者,用十补丸(附子、五味子、鹿茸、桂心、山茱萸、山药、丹皮、茯苓、泽泻、蜂蜜)以滋其化源。一方面调理脾胃,一方面滋补肾命。薛氏在临证之时往往是既理脾胃,又补肾命,以先天与后天并重。他治病务求其本源,注重真阴真阳,善用甘温,不尚苦寒。这是薛氏处方用药的特点。

他对接生断脐有一创新的方法,主张"用油纸燃烧断脐带,此儿后无伤食作泻之症。世用刀器断脐带,子母致危"。以这种方法预防脐风(新生儿破伤风),这是对产科和儿科的一大贡献。他还主张在产房内"以黄芪、川芎、当归大釜水煎,药气氤氲满室",这是产房消毒的初

17

步方法。惜后世未有进一步研究和推广,以控制产后感染邪毒和初生儿破伤风。

2. 张介宾的学术思想

张介宾,字会卿,号景岳(1563—1640 年)。他深入研究《黄帝内经》,用三十多年编成《类经》一书,是分类注释《黄帝内经》的代表医家之一。又编撰《类经图翼》、《类经附翼》、《质疑录》等,晚年辑成《景岳全书》64 卷。他的学术观点是"阳非有余,阴常不足",主张慎用寒凉攻伐,用药偏于温补。治疗阴阳之虚损,着重观察命门水火虚损之所在,制订滋肾温肾之剂。他在六味、八味丸的基础上,化裁为左归、右归系列,成为补阴、补阳的要方。

《景岳全书》中有《妇人规》二卷,内容分为总论、经脉、胎孕、产育、产后、带浊、乳病、子嗣、癥瘕、前阴等类,每类分为若干证,先说理,后辨证定方。他认为妇女的生理与病机特点,主要在于冲任、脾肾、阴血。他说:"脏腑之血,皆归冲脉,冲脉为月经之本。""四脏相移,必归脾肾"。而脾肾之中,又尤以肾为根本。所谓"阳邪之至,害必归阴;五脏之伤,穷必及肾,此源流之必然,即治疗之要着。"

妇科疾病,首重调经。《经脉诸脏病因》说:"女人以血为主,血旺则经调而子嗣,……故治妇人之病,当以经血为先。"对于月经病的治则,"贵在补脾胃以资血之源;养肾气以安血之室。"认为"行经之际,大忌寒凉等药。"但景岳力主辨证用药,反对固执一方一法。例如,他在《安胎》各段指出:胎气"有寒而不安者","有热而不安者","有虚而不安者","有实滞气滞……而不安者"。治疗胎气不安,必须"随证随经,因其病而药之,乃为至善。若谓白术、黄芩乃安胎之圣药,执而用之,鲜不误矣。"景岳虽较偏于温补,但对于朱丹溪提出"产后当大补气血,即有杂证,以末治之"的说法,亦提出反对:"凡产后气血俱去,诚多虚证,然有虚者,有不虚者,有全实者,凡此三者,但当随证随人,辨其虚实,以常法治疗,不得执有诚心,概行大补,以致助邪,此辨不可不真也。"可见,他并非盲目使用温补之法。又如对胎动欲堕,察其可安者,则用药安之,如属胎堕难留,则主张及时助其排出:"若腹痛血多,腰痠下坠,势有难留者,无如决津煎、五物煎助其血而落之,最为妥当。"他

18

是从临床实际出发,坚持辨证论治。对于临产的诊断,他首先提出"试捏产母手中指末节跳动,即当产也。"有一定的参考价值。

此外,张氏提出不宜早婚,以免"精血未满,而早为斫丧,致伤生化之源。"并反对多产,认为"虚人产众,则血枯杀人。"又主张孕妇必须节欲,以免损伤肾气,以防引起暗产或堕胎,并反对过于安逸,认为妊娠后如无特殊病变,则宜适当活动,使气血流畅,以利分娩。他反对迷信,指出"妊娠将产,不可占卜问神"。对于封建制度造成男医生不能直接诊察女病人的情况,亦提出反对意见:"今富贵之家,居奥室之中,处帷幔之内,复以绵帕幪其手者,既不能行望色之神,又不能尽切脉之巧,使脉有弗合,未免多问,问之觉繁,必谓医学不精,……望闻问切欲于四者去其三,吾恐神医不神矣。世之通患,若此最多。"

3. 王肯堂的学术思想

王肯堂,字宇泰,号损庵(1549—1613 年),用十几年时间编成《证治准绳》六部,又称《六科准绳》。其中,有《女科证治准绳》,该书在1607 年辑成,是采集前人有关妇产科的论述和方药,分门别类,加以编次,分为治法通论、调经门、杂证门、胎前门、产后门等。每门分为若干证,证后有方。他对陈自明、薛立斋之说,多所采用,"是篇务存陈氏之旧,而删其偏驳者……至薛氏之说,则尽收之,取其以养正为主,且简而易守……其积德求子与夫安产藏衣吉凶方位,皆非医家事,故削不载。"该书虽没有独特的创见,但对前人的文献经过一番认真的加工整理,摒弃迷信和唯心的部分,保留其合理部分。

在《治法通论》中,以四物汤为妇科通用方,并立四时及见证加减法,根据不同见证再加二味而化裁为各种六合汤,如四物汤加黄连、栀子称为"热六合",治妇人发热心烦不能睡卧;四物汤加干姜、附子为"寒六合",治虚寒脉微,自汗气难布息,清便自调。此外,还可根据各种见证加减化裁,治疗经、带、胎、产杂证。并列出一些常用方及其适应证,以备选用。

在《调经门》中,先列"经候总论",论述月经及经病的机制,次述诊断,再分述各种月经病的治法和方药。条理分明,博而不杂。各门的体例大抵如是。

其后,武之望所编的《济阴纲目》基本上是以该书为蓝本。但因王氏《六科准绳》卷叠繁多,而武氏之书,则以妇科单独刊行,故流传更广。

4. 具有创新精神的临床妇产科专著——《傅青主女科》

《傅青主女科》相传是明末清初傅山所撰著。傅山(1607—1684年),原字青竹,后改字青主,是颇有文才并具有民族气节的有识之士。明末清初,他隐居山中,以行医作为抗清活动的掩护,现存有《傅青主女科》和《产后编》二册,其内容体例及所用方药,与其他妇科书截然不同。正如祁尔诚在该书序言中说:"其居心与仲景同,而立方与仲景异,……谈症不落古人窠臼,制方不失古人准绳,用药纯和,无一峻品,辨证详明,一目了然。"的确,他的立论与用方,可以说基本无一抄袭前人者。虽然理论上有些说法较为粗俗,但方药则比较实用,为后世临床医家所推崇。

总观全书,其学术观点认为妇科病主要在于肾、肝、脾、血气和冲任督带的失常,其处方用药,着重针对这些脏腑经络而加以调理。全书分为带下、血崩、鬼胎、调经、种子、妊娠、小产、难产、正产、产后等,每病分为若干类型,每一类型先有理论,后列方药。在论述中,先叙述他人的见解,进而提出自己的意见,加以剖析。例如,对于血崩昏暗,他说:"妇人有一时血崩,两目黑暗,昏晕在地,不省人事者,人莫不谓火盛动血也,然此火非实火,乃虚火耳。"各章节的体例,大都如此。在说理之后,专立一方施治,方后亦多有说明,方剂均属自行创制。如带下病分为白带、青带、黄带、黑带、赤带五种,实质上是五个类型。脾虚湿重者,用完带汤;肝经湿热者,用加减逍遥散;肾火盛而脾虚,形成下焦湿热者,用易黄汤;下焦火热盛者,用利火汤;肝热脾湿而下陷者,用清肝止淋汤。对于带下的病机,认为主要由于脾虚湿盛和肝郁化火而影响任带二脉所致。方虽有五,不外虚实二证,但虚实夹杂是常有的,故分五个处方,以便临证选用。又如血崩证,分为气阴两虚、肝气郁结、血瘀、血热几个类型,分别定出固本止崩汤、平肝解郁汤、逐瘀止血汤、清海丸、固气汤、加减当归补血汤、引精止血汤等几张方子,以备辨证选用。对于气阴两虚的血崩昏暗,一方面提出"必须于补阴之中,行止崩之法",另一方面,说明"此所以不先补血而先补气也,然单补气则血又不易生,单补血而不补火,则血又必凝滞而不能随气而速生"。故在固本止崩汤中黑姜与补气补血之药并用。至于血热之崩,主张"治法必须滋阴降火,以清血海而和子宫"。而不单主寒凉。总之,该书对于妇产科疾病,主要抓住肾、肝、脾的相互关系以进行调治,其辨证处方,要而不繁,是一本比较切合临床实用的妇产科专书。

5. 比较完整的妇科教科书——《医宗金鉴·妇科心法要诀》

《医宗金鉴》是清代乾隆年间吴谦等奉清政府之命编辑的一套医学教科书,刊于1742年。吴谦,字六吉,曾任太医院判。他与刘裕铎主持编纂《医宗金鉴》共九十卷,是我国历史上综合性医书中最完备而简要的一部。编写目的要求是"理求精当,不尚奇衺,词谢浮华,惟期平易,证详表里阴阳虚实寒热,方按君臣佐使性味功能,酌古而准今,芟繁而摘要。……成书二部,其小而约者,以便初学诵读;其大而博者,以便学成参考。使为师者必由是而教;为弟子者,必由是而学。"又说:"是集凡论一证,必于是八者(按:指寒热虚实表里阴阳)反复详辨,故谓之心法,……医者,书不熟则理不明,理不明则识不精,临证游移,漫无定见,药证不合,难以奏效。今于古今之言病机、病情、治法、方药,上参《灵》《素》,弃其偏驳,录其精华,编为歌铃,学者易于成诵,故曰要诀。"其体例特点,是每病每方均先列歌诀,后用文字注释,使学者易诵易学。

《妇科心法要诀》是其中的妇产科专篇。该书凡例说:"妇科诸证与方脉无异,惟经、带、崩漏、胎产、癥瘕不同,兹集于此数证,折衷群书,详加探讨,病情方药,要归正当。"因其作为教科书,故理论与方药均较平稳而切合实用。分为调经门、崩漏门、经闭门、带下门、癥瘕积痞疬癖疝诸证门、嗣育门、胎前诸证门、生育门、产后门、乳证门、前阴诸证门、杂证门等,对妇产科的常见病,基本完备。在每一大类及每一证中,包括病因、病机、症状、诊断、治疗、方药等。例如,调经门分为妇科总括、天癸月经之原、妇人不孕之故、月经之常、月经异常、外因经病、内因经病、不内外因经病、经色不正病因、气秽清浊病因、愆期前后多少……调经证治、先期证治、过期证治等等。在每一项下,先列歌诀。如妇科总括云："男妇两科同一治，所异调经崩带瘕，嗣育胎前并产后，前阴乳疾不相同。"歌诀之后再加注释。在每一门之后又列有汇方，所选之方是常用而较有实效者。此乃一部医学入门著作，故为后世所推崇，流传至广。

6. 通俗的产科书——《达生篇》

《达生篇》一卷，清代亟斋居士所撰，刊于1715年。论胎前、临产、产后护理之法，难产救治之方，文字通俗易懂，内容简要，流传甚广。

该书的宗旨是"明天地生养自然之道"。在序言中说："天地自然之道，莫过于生人养人，……生与养皆有自然之道也，无难也。"又在《原生》章指出："天地之大德曰生，生之德无往而不在，要之莫大于生人。夫胎产固生人之始也，是以名之曰生。生也者，天地自然之理，如目视而耳听，手持而足行，至平至易，不待勉强而无难者也。"该书极力宣传分娩是妇女生理之正常现象，以解除世人对生产的恐惧心理，使产妇建立起对分娩的信心，保证分娩的顺利进行。该书进一步指出："事本易也，而自难之，事本常也，而或异之，无惑乎其然也。"

作者批评那些对分娩恐惧无知，自相纷扰，从而造成人为的难产。开篇即指出："平日娇养，口厌肥甘，身安逸乐，体气脆弱，性情骄傲，不听人言，临产时烦躁不耐，家人上呼下应，房中挤拥多人，内外嚷成一片，稳婆络绎，各欲争功，脉未离经，胎未转正，即便坐草，及至不顺，奇方异药，纷然乱投，以致母子死误者多矣。"

该书不仅从多方面说明分娩是天然之理，而且要求将此理广为宣传，使家喻户晓，老幼皆知，务求对分娩"勿要惊慌"。本着这一宗旨，在《大意》一段中说："此编言语俚俗，未免见笑大方，但原为妇人而设，识字者固不必言，不识字者，令人诵之，皆可通晓，然须平时讲诵，令心中明白，临时自有主张，不但产妇宜知，一应老幼男妇，皆当知之。"

临产时，《达生篇》有六字真言："睡、忍痛、慢临盆"。睡，即在分娩前安睡以养足精神。即使睡不着，也要"闭目定心养神"，这对产妇来说是一种精神保护。忍痛，是避免过早用力。慢临盆，是等待时机成熟，则可一迫而下，分娩过程便可迅速顺利。书中指出："无论迟早，切不可轻易临盆用力，……此乃天地自然之理，若当其时，小儿自会钻出,何必着急？……用力一阵助之,则脱然而下,盖瓜熟蒂落,气血两分,浑身骨节一时俱开,水到渠成,不假勉强,及至生下,即产母亦不知其所以然矣。"睡、忍、慢,目的是为了养精蓄锐,以便胎儿转正,宫口全开,则可一娩而下。又以"哺鸡日足,自能啄壳而出"来比喻分娩的自然过程。

《达生篇》是一本通俗读物,具有科学普及的意义。

(六) 西洋医学的传入对妇产科的影响

清代咸丰、同治年间,西洋医学开始传入中国。西医书籍亦有中文译著出版,最早的妇产科译著有英国人合信氏《妇婴新说》,其后,有美国人嘉约翰《妇科精蕴》、《胎产举要》和《产科图说》,以及丁福保译《近世妇人科全书》、《产科学初步》等。

西洋医学的传入,一方面在妇产科手术、新法接生、消毒方法等技术上带来进步的观念,但另一方面,却在崇洋思想的影响下产生了民族虚无主义的观点。例如,丁福保在《医学补习科讲义》的绪言中,竟说:"吾国医学四千年来,缪种流传,以迄今日,不能生人而适以杀人。"至民国时期,这种思想变本加厉。民国三年,当时的教育总长汪大燮力主废中医。1929 年,余岩提出"废止旧医以扫除医事卫生之障碍案"竟得到中央卫生委员会的通过。此事激起全国中医界的义愤和广大民众的反对,在业界的抗议声中,未能付之实施。中医界自发提出"中医科学化",但迫于当时的政治环境,难以实现。

20 世纪初,北京、上海、广州等地陆续设立中医专科学校、学院等,学生兼修中医与部分西医课程,并有各科讲义问世。妇科方面,有谢泽霖编写的《女科学讲义》、时逸人的《中医妇科学》、秦伯未的《妇科学讲义》等。

(七) 中医与中西医结合的发展

1949 年中华人民共和国成立,在政府的关怀下,濒临绝境的中医药学有如枯木逢春,新枝吐蕊。在中医教育方面,1956 年由国家创办了首批中医学院,1960 年编写了第一版《中医妇科学》试用教材,1963年修订改编,成为全国性的统编教材。内容系统完整,紧密联系临床,理法方药完备。

新中国成立后,重视妇女保健,贯彻"预防为主"的方针。普遍推广新法接生;组织中医和西医妇产科医生到农村进行子宫脱垂的普查普治;对妇女进行四期卫生的教育,在工作安排方面,对月经期、妊娠期、产褥期和哺乳期给予适当的照顾,推行婚前检查和产前检查,孕产妇和新生儿死亡率显著下降;定期进行妇科防癌普查,积极防治宫颈癌。

20世纪50年代以来,陆续开办西医学习中医班,倡导西医学习中医,为中西医结合打下基础。中西医结合研究在妇产科领域取得成果。如宫外孕的中药保守治疗,避免了手术;中药天花粉制剂引产亦应用于临床;绒毛膜上皮癌和宫颈癌的中药治疗也进行了有益的尝试。针灸治疗胎位不正,亦得到满意的效果。

妇女是"半边天",在妇产科领域,中医的特色和中西医结合的优势都将为保障妇女的健康作出贡献。

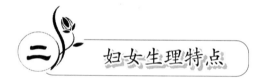

二 妇女生理特点

妇女的生理特点主要为月经、妊娠、产褥、哺乳等。其中,月经、妊娠、分娩都与女子胞有直接关系。

(一) 精气血与女性生理

女性的生殖生理特点与血、气、精均有密切关系。

1. 女子以血为主,以血为用

月经的主要成分是血,血海充盈,由满而溢,则月事以时下;怀孕以后,赖血聚以养胎;分娩时,血气充足,则生产顺利,但分娩过程中不免要耗血,产后则血下为产露;哺乳期则血上化为乳汁。

2. 血与气相互紧密联系

气为血之帅,血为气之母。气行则血行,气滞则血滞。血旺则气足。血之与气,既相互联系,又相互支持。血气和调,则经、孕、产、乳功能均可正常。

3. 精与血互生

阴精与血气亦有密切的关系,精生血,血化精。先天之精是人体生长发育之本,气血生化之源。而阴精也有赖血气的不断充养,才能保持充盈的状态。

(二)脏腑与女性生理

精、气、血均来源于脏腑。其中与女性生理关系比较密切者,乃肾、肝、脾三脏。

1. 肾为先天之本

肾气盛,然后导致天癸至,任脉通,太冲脉盛,月经按期才会来潮。肾藏精,男女两精相搏,合而成形,胎孕乃成。胞脉系于肾,肾气充盛,则足以维系胎元,否则就有殒堕之虞。故肾之精气盛衰与月经、妊娠都有密切关系。

2. 脾为后天之本

有生化气血的作用。血气和调,则月事如常。脾还有统血的功能,使经血适时而止,不致过多而无制。

3. 肝藏血,主疏泄

有调节气血和疏泄气机的作用。肝肾协调,则子宫藏泻有期,月经有规律来潮。

心、肺居于上焦,与气血的调节也有重要关系。

(三)经络与女性生理

女性生理与经络中的冲脉、任脉关系最为密切。冲为血海,任主胞胎,冲任二脉的盛衰与月经和妊娠都有密切关系。损伤冲任,是导致月经病和妊娠病的主要病机。

(四)女子胞的藏泻功能

女子的生殖脏器主要是子宫,即女子胞。女子胞属于"奇恒之府",功能类于脏而形态类于腑,既藏又泻,且定期藏泻,受到脏腑中肾、肝、脾的调节,冲任二脉又把精气血输注于子宫,使其完成月经与孕育的功能。

人体是一个整体,脏腑、经络、气血相互联系与协调,共同维持正常的生理功能。同样,在病理、诊断和治疗上也有密切的关系,应该用整体观念来认识和理解(图1)。

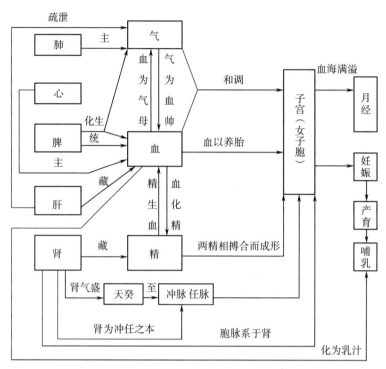

图 1　女性生理特点示意图

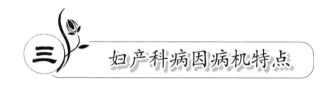

妇产科病因病机特点

(一) 病因

导致妇产科疾病的因素,可以归纳为感染邪气和生活所伤两大类。这似乎比传统的病因学说外感、内伤更切合实际。感染邪气主要着重于寒、热、湿三种,生活所伤则包括精神因素、饮食不节、劳逸失常、多产房劳、跌仆外伤五方面。

1. 感染邪气

寒:为六气之一。感受寒邪,有两种情况:一是外寒;一是内寒。一般来说,寒邪由外入侵者为外寒,如天气骤冷,或冒雨涉水,此时若妇女适值经期、产后,一方面肌表感寒,影响经络、血脉;一方面可由阴户而入,直中胞中,影响冲任。寒为阴邪,其性收引、凝滞,易使气血运行不畅。可导致月经不调、闭经、痛经、经行身痛、产后身痛、产后发热等。若素体阳虚,脏腑阳气不足,血行滞碍,气机不畅;或过食寒凉生冷,气血、经络凝滞,寒从内生,导致冲任虚寒者,这是内寒。内寒多因体虚,故属于虚寒。由于命门火衰,脾阳失于温煦;运化失职,开合失司,则阳不化阴,水湿、痰饮内停,常导致月经后期、闭经、崩漏、痛经、带下病、经行泄泻、经行肿胀、妊娠肿胀、不孕等。一般证候可见形寒肢冷,面色苍白,小腹冷痛,腰膝酸软,甚至四肢厥逆,舌淡苔白,脉沉迟等。

热:热邪即六淫中的火邪。寒与热是相反的现象。热为阳邪,其性炎上。热邪为患,易耗气伤津,或损伤血络,迫血妄行。热邪亦可分为外热、内热。外感火热之邪,尤其在经期或产后,则为外热,如《伤寒论》中所记载的"热入血室",产褥感染、急性盆腔炎等均属此类。内热者多为阳盛体质,或过食温补辛热之品,以致内热炽盛,血分蕴热,可出现月经过多、经行吐衄、胎漏、恶露不绝等。

热邪还有实热、虚热、热毒之分。实热,主要是热邪炽盛,正邪相争,反应激烈,可出现高热,带下增多,下腹剧痛,舌红,脉数。如急性盆腔炎、孕痈等。虚热,患者身体比较虚弱,阴虚生内热,虽有热,但不炽盛,可见低热,月经淋漓不净而色鲜红,烦躁不寐,舌红而少苔,脉细数无力等。《黄帝内经》所谓"邪气盛则实,精气夺则虚"。实,是指邪气盛实;虚,是指正气不足。此外,还有一种情况称为热毒,如严重的产褥感染,可出现高热神昏,全身发疹,恶露臭秽,腹部膨隆,舌质红绛,苔黄厚或无苔,脉洪数等。又如癥瘕恶证,妇科恶性肿瘤合并感染,出现腹痛,带下臭秽,阴道流血等。往往是体虚而邪热炽盛,蕴积成毒,则为热毒证。

湿:湿是水液在体内积聚过多,未能及时排泄出去;或局部产生的液体过度增多,影响生理功能。总体而言,湿是新陈代谢异常的产物。湿与脾的关系较为密切。脾具有运化水湿的功能,如果运化失职,水气停聚则成湿。故"脾喜燥而恶湿"。湿为有形之邪,属阴,其性重浊粘滞,易困阻气机。湿与寒并,则成寒湿;湿郁日久,转化为热,则为湿热;湿聚成痰,则成痰湿;湿热蕴积日久,浸淫机体,以致溃腐成脓,则为湿毒。

湿邪亦可分为外湿、内湿。外湿多由气候潮湿、涉水淋雨或久居湿地而致。影响气机运化,则肢体困倦,头重纳呆,或发热缠绵不退,舌苔白腻,脉浮濡缓;湿邪客于阴户,直中胞中,则导致妇科疾病。如果由于脾土虚弱,运化失职,水湿从内而生,流注中下二焦,影响冲、任、带脉,这是内湿。可致带下病、经行浮肿、经行泄泻,孕妇则可见子肿、子满;若形体肥胖,或素嗜甘肥厚腻,脂肪壅积,聚液成痰,阻滞冲任,往往导致月经后期、闭经、不孕。湿郁日久,酿成湿毒,下注冲任,浸淫阴器,以致岩巉溃腐,脓液臭秽,是为恶疾。

湿邪为病,总以内因为主,外因常为引致发病的条件。《素问·至真要大论》指出:"诸湿肿满,皆属于脾"。内湿多责之于脾,素体脾虚,或饮食不节、劳倦过度,或肾阳虚衰,不能温煦脾土,亦不能化气行水,遂致湿从内生,久而酿成痰饮,痰湿停滞,流注冲任,伤及带脉。

2. 生活所伤

导致妇产科疾病的病因,除了感染邪气以外,主要是生活上不知慎戒,引起脏腑、气血失常,从而损伤冲任,发生各种妇科病证。

精神因素:主要是七情过度。七情之中,又以忧、怒、悲、恐影响较著。忧思可以伤脾,郁怒可以伤肝,悲哀可以伤肺,恐惧可以伤肾。凡是剧烈、长期的精神刺激,则可能导致七情太过,引起阴阳失调、血气不和、脏腑功能失常,影响冲任损伤而发生妇产科疾病。如郁怒伤肝,肝气失于条达,或肝气上逆,可致月经不调、痛经、经行吐衄等;忧思不解,可致饮食少思,失眠少寐。脾为气血生化之源,又为统血之脏,忧思伤脾,可致月经不调、闭经、崩漏等。悲伤太甚则伤肺,肺主一身之气,气失宣降,血亦随之不调畅,亦可导致月经不调等情况;惊恐过度则伤肾,恐则气下,肾失闭藏,冲任之本在肾,肾气不固,经带胎产之病皆可发生,尤以崩漏、闭经、胎动不安、滑胎等为甚。

饮食不节:凡偏食嗜食,暴饮暴食,过食辛温炙煿、寒凉生冷,或饥饱失常,均可致病。《素问·痹论》说:"饮食自倍,肠胃乃伤。"膏粱厚味,积滞乃生。若过食辛辣助阳之品,可使冲任蕴热,迫血妄行,引起月经先期、月经过多、崩漏、经行吐衄、胎漏、产后恶露不绝等。若过食生冷寒凉,脾阳受损,寒凝血脉,影响冲任,可出现痛经、闭经、带下病等。

劳逸失常:妇女在月经、妊娠、产褥等期间,由于生理的特殊性,特别要注意劳逸结合。一方面要避免过重的体力劳动或不适当的活动,以免影响生理功能。如果经期过度劳累或剧烈运动,如体育比赛、长途负重行走等,可导致月经过多、经期延长、崩漏;妊娠期劳倦过度或负重攀高,可致胎漏、胎动不安、堕胎、小产;产后过早负重劳动可导致阴挺等。另一方面,亦不宜过于安逸,以免气血运行不畅。《素问·宣明五气篇》谓:“久卧伤气,久坐伤肉”。即使在妊娠期间,也可以适当活动。正如《叶氏女科证治》指出:“于未产之前,亦须常为运动,庶使气血流畅,胎易转动,产则亦易矣。”过劳足以伤气,气虚则冲任不固,系胞无力。《格致余论·难产论》认为:“久坐,胞胎因母气不能自运”,可致难产。

多产房劳:妇女孕产过频、过多,耗损肾精、气血,致冲任亏损,往往是造成月经病、带下病、妊娠病的原因之一。我国提倡晚婚,实行计划生育,控制人口增长,一方面是保护母婴健康,另一方面亦可以提高人民生活水平。为此,国家采取了一系列措施,把人口增长率降下来。计划生育、适时生育,对自己、对国家都是有好处的。《经效产宝》指出:“若产育过多,复自乳子,血气已伤。若产后血气未复,胃气已伤,诸证蜂起。”若早婚多产、房劳过度,均可影响脏腑气血,导致月经不调、阴挺等。《景岳全书·妇人规》曰:“妇人因情欲房室,以致经脉不调者,其病皆在肾经。”若孕期不慎房事,易伤动胎气,发生胎漏、胎动不安,甚或堕胎、小产。

跌仆损伤:在月经期不慎跌仆闪挫或撞伤头部,可引起经行头痛、闭经或崩漏;若妊娠期跌仆闪挫,或撞伤腰腹,直接影响冲、任、督、带,可致堕胎、小产;金刃所伤,亦可引起妇科疾病。

上述各种致病因素,是发病的条件之一,但不是决定性的因素。《素问·评热病论》说:“邪之所凑,其气必虚。”在同样的生活条件下,有些人疾病缠身,有些人却健康无恙,这就在于身体是否强盛。受到病因的刺激,是否发病,则在于人体的抗御能力,即"内因"。内因是由体质的强弱决定。加强锻炼,增强体质,同时避免不必要的耗损,是防止疾病的重要方法。

(二) 病机

病机,即疾病发生、发展与变化的机制。妇女受到致病因素的作用,或影响脏腑功能,或导致气血失调,必定进一步影响冲任,不论是直接或间接,引起冲任损伤,才会发生妇产科疾病。

1. 脏腑功能失常

脏腑功能失常,并影响冲任,从而导致妇科疾病。其中以肾、肝、脾的病机尤为重要。

(1) 肾阴阳失调

1) 肾阴虚:肾有肾阴和肾阳,彼此必须维持相对的动态平衡。肾阴虚主要表现为阴精不足,则冲任亏虚,可发生月经后期、月经过少、闭经、漏下、不孕、胎萎不长、绝经前后诸证等;患者身体多较消瘦,有虚热的表现,如面颊烘热,颧红,五心烦热,睡眠欠佳,腰酸耳鸣,大便干结,舌偏红而少苔,脉细弱或细数。

2) 肾阳虚:表现为命门火衰,则冲任虚寒,可发生月经过多而色淡质薄,带下量多而清稀如水,性欲下降,宫寒不孕、胎萎不长、绝经前后诸证等。患者多有头晕耳鸣,怕冷,精神不振,腰腹冷,阴部寒,夜尿多,大便溏薄,舌淡嫩,苔薄白或灰,脉沉迟微弱。

3) 肾阴阳俱虚:阴损可以及阳,阳损可以及阴,身体虚弱,病程日久,往往可导致阴阳两虚,导致冲任气血不调,可发生崩漏、绝经前后诸证等。肾阴虚和肾阳虚的见证可夹杂出现。但临床上往往在阴阳两虚之中有所偏重,以阴虚的症状为主,或以阳虚为主,临证时应详加辨别,平衡阴阳。

4) 阴虚阳亢:阴阳失却平衡,一方的偏虚可引起另一方相对的偏胜。阴虚甚者,则阳气偏亢。阴虚是本,阳亢是标。其表现与肾阴虚颇为相似,但往往有相火内动,可发生子晕、子病。

(2) 肝经不和

1) 肝郁:肝主疏泄,宜条达。肝经绕阴器、布胁肋、过乳头。情绪抑郁、暴怒都足以伤肝。肝气失于疏泄,导致冲任气机不畅,可发生月经先后无定期、痛经、闭经、经前紧张症,包括经行乳房胀痛、头痛、失眠、烦躁易怒等;若肝气横逆,肝胃不和,可发生经行呕吐、妊娠恶阻等。

2)肝火:肝郁则气盛,气盛则化火,肝火炽盛,冲任伏热,扰动血海,可出现月经先期、月经过多、崩漏、经行诸证等;若肝火随冲气上逆,可发生经行吐衄、子晕等;患者可有烦躁易怒,口苦咽干,乳房胀痛,胁痛,头痛,溺赤,舌边红,脉弦数等。

3)肝阴不足:肝藏血,体阴而用阳,肝阴不足,每有肝火亢盛的表现,但阴不足是本。肝阴不足,冲任失养,可以发生两种情况,一是阴不足,但阳未亢,属于虚证;一是阴虚而肝阳上亢,常有虚中夹实的表现。如子晕,多为肝阴不足,清窍、筋脉失养,阴不涵阳。若进一步到肝阳上亢,肝风内动,则可发为子痫,出现抽搐神昏。又如绝经前后诸证,由于肝阴不足,则月经过少、失眠多梦;若肝阳上亢,则烦躁易怒,烘热汗出,月经过多甚至崩漏,舌边红少苔,脉弦细数等。

(3)脾气不运

1)脾虚:脾主运化,为气血生化之源。脾虚则气血生化乏源,冲任失养,血海不能按时满盈,可出现月经后期、月经过少;脾主中气,主升,有统摄之功。脾虚统摄无权,冲任不固,可出现月经过多、经期延长、崩漏、胎漏、产后恶露不绝等;脾虚中气下陷,则可见带下病、阴挺等。脾虚多有疲倦乏力,少气懒言,舌淡胖,边齿印,脉濡弱或缓弱。

2)脾湿:脾有运化水湿和升清降浊的功能,脾阳不运,水湿内留,下注冲任,可发生经行泄泻、经行肿胀、带下病、子肿、子满等;若湿聚成痰,痰饮壅滞冲任、胞宫,可导致月经过少、闭经、不孕等。

2. 血气失调

血气失调是导致妇科疾病的重要病机。女性的经、孕、产、乳均以血为用,易耗伤阴血,以致阴血常相对不足,气血相对不平衡。《灵枢·五音五味》云:"妇女之生,有余于气,不足于血,以其数脱血也。"然而气和血是相互资生、相互依存的。血分有病,可以影响及气,气分受病,也可以及血。但其中有主次之分,血病及气,病机以血分为主;气病及血,病机以气分为主。

（1）血分病机

1）血虚:导致血虚的原因很多,如全身消耗性疾病、造血系统功能障碍、慢性出血,以及妇科疾病中的月经过多、崩漏、产后大出血等。血虚则冲任失养,血海不盈,可发生月经后期、月经过少、闭经、妊娠腹痛、胎萎不长、产后发热、产后身痛、缺乳等。患者多有头晕、心悸,面色萎黄,消瘦或虚胖,舌淡,脉细弱,或细数而虚大无力。

2）血瘀:经期、产后余血未尽,离经之血留滞冲任、胞宫;或失于调摄,感受邪气,邪气与血相搏结,瘀阻胞中;或情志所伤,气机郁结,气滞血瘀,阻滞冲任,使气血运行不畅,甚或阻塞不通,则可致痛经、闭经、崩漏、盆腔炎、异位妊娠、产后腹痛、恶露不绝、癥瘕、不孕等。

3）血热:感染热邪,或素体阳盛、阴虚,或肝郁化热,则热伏冲任,迫血妄行,可出现月经先期、月经过多、崩漏、经行吐衄、胎漏、胎动不安、产后发热、产后恶露不绝等。

4）血寒:经期、产后感受寒邪,客于胞中,或素体阳虚,寒从内生,血为寒凝,冲任不畅,则发生月经后期、月经过少、闭经、痛经、胎萎不长、产后腹痛、恶露不下等。

（2）气分病机

1）气虚:体弱、久病、重病、过劳等均可导致气虚。气虚不能固摄冲任,则可致月经先期、月经过多、崩漏、胎漏、阴挺等。气虚多表现为气短,自汗,乏力,舌淡,脉虚弱。甚者可致五脏虚损,阳气虚衰。

2）气郁:气郁与肝郁有密切关系。气以条达舒畅为顺,气郁不舒,一方面影响情绪,一方面影响血行。气机郁滞,可致冲任不畅,发生月经先后无定期、痛经、闭经、不孕等。

3）气逆:气郁不得条达,则肝气横逆,在月经期,肝气夹冲气上逆,血随气逆,可致经行吐衄;妊娠期冲气旺盛,肝气上逆,胃失和降,则发生妊娠恶阻。

3. 冲任二脉损伤

冲任损伤是妇科疾病最重要的病机。《徐灵胎医书全集·医学源流论》中指出:"冲任二脉皆起于胞中,为经络之海,此皆血之所从生。而胎之所由系,明于冲任之故,则本源洞悉,而后所生之病,千条万绪,以可知其所从起。"感染邪气或生活所伤,导致脏腑功能失常与气血失调,均与内科无异。而引起妇产科疾病者,是这些因素直接损伤冲任,或通过影响脏腑功能、气血失调而间接损伤冲任,从而导致经、带、胎、产诸疾。总之,一切妇产科疾病,均通过损伤冲任才发生。这是妇产科病机最重要的特点(图2)。

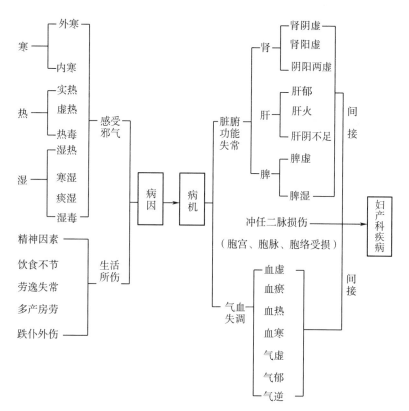

图 2 妇产科病因病机特点

四 妇产科常用的治法与代表方药

妇产科疾病主要在于冲任、胞宫,是女性生殖系统的病变。但局部的疾病可以影响整体,而整体的病变又可突出反映于生殖系统。因此,对于妇产科疾病的治法,不能单纯针对局部,更重要的是着重于整体的调节。治疗的原则,主要针对其病因病机,并通过调节脏腑气血来达到调理冲任的目的。常用的治则有滋肾温肾、健脾和胃、疏肝养肝、调理气血、渗利水湿、温经散寒、清热解毒等。

(一)滋肾温肾

肾与天癸、冲任共同调节女性生殖,与月经、妊娠有密切关系。肾的功能包括现代所认识的神经体液调节功能。对于肾阴虚、肾阳虚的多种疾病,采用滋肾、温肾法来调整肾的阴阳平衡,可使紊乱的神经体液调节功能趋于正常,恢复人体内在环境的平衡。补肾法是治疗妇产科疾病最重要的治法之一。

滋养肾阴的常用药物有熟地、黄精、山茱萸、金樱子、桑寄生、阿胶、龟胶、龟甲、怀牛膝等。

温补肾阳的常用药物有仙灵脾、仙茅、巴戟天、杜仲、紫石英、金狗脊、覆盆子、益智仁、补骨脂、锁阳、蛇床子、葫芦巴、韭子等。

滋补肾阴阳的常用药物有菟丝子、续断、肉苁蓉、鹿角胶、鹿角霜等(表1)。

表1 妇产科常用滋肾温肾方剂

方 名	药物组成	功 效
六味地黄丸(《小儿药证直诀》)	熟地 山茱萸 山药 泽泻 茯苓 丹皮	滋阴主方。补中有泻,寓泻于补。治肾阴不足,虚火上炎
左归饮(《景岳全书》)	熟地 山药 山茱萸 茯苓 枸杞 炙甘草	壮水之剂。治肾阴虚损
左归丸(《景岳全书》)	熟地 山药 枸杞 山茱萸 川牛膝 菟丝子 鹿胶 龟胶	治真阴肾水不足以致不能滋养营卫,精血不足,或致血不归源

续表

方　名	药物组成	功　效
肾气丸（《伤寒论》）	制附子　肉桂　熟地　山药　山茱萸　泽泻　茯苓　丹皮	温补肾阳之剂。适用于肾阳不足的各种病证
右归饮（《景岳全书》）	制附子　肉桂　熟地　山药　山茱萸　枸杞　杜仲　炙甘草	益火之剂。治命门火衰，阳虚阴胜
右归丸（《景岳全书》）	制附子　肉桂　熟地　山药　山茱萸　枸杞　菟丝子　鹿角胶　当归　杜仲	治元阳不足，或劳损过度，命门火衰，或阳衰无子
归肾丸（《景岳全书》）	熟地　山药　山茱萸　茯苓　当归　枸杞　杜仲　菟丝子	治肾水真阴不足，精衰血少，经少、经闭，腰酸足软等
集灵膏（《内经拾遗方论》）	生地　熟地　人参　枸杞子　麦门冬　天门冬　牛膝	治肾阴阳两虚，经少、经闭
寿胎丸（《医学衷中参西录》）	菟丝子　桑寄生　续断　阿胶	治肾气虚，胎动不安
毓麟珠（《景岳全书》）	当归　熟地　白芍　川芎　人参　白术　茯苓　炙甘草　菟丝子　杜仲　鹿角霜　川椒	治阴阳气血俱虚，经脉不调，虚弱，不孕
大营煎（《景岳全书》）	熟地　杜仲　牛膝　枸杞子　当归　肉桂　炙甘草	治真阴精血亏损，血少经迟，腰膝酸软
固阴煎（《景岳全书》）	人参　熟地　山药　山茱萸　远志　炙甘草　五味子　菟丝子	治阴虚滑泄，经水不固，肝肾虚损等证
温冲汤（《医学衷中参西录》）	补骨脂　鹿角胶　紫石英　附子　肉桂　当归　山药　小茴香　核桃仁	治虚寒不孕
补肾固冲丸（《中医学新编》）	菟丝子　续断　巴戟天　杜仲　当归　熟地　鹿角霜　枸杞子　阿胶　党参　白术　大枣　砂仁	治肾虚滑胎

（二）健脾和胃

　　脾胃互为表里，为后天之本，气血生化之源。胃主受纳水谷，脾主运化精微及水湿。冲脉隶属于阳明，而脾又有统摄血液之功。脾主升而胃主降，受纳与运化、升与降均需平衡协调。若脾胃不和，升降失职，则经、带、胎、产诸疾均可出现。

　　健脾益气的常用药有党参、白术、茯苓、山药、黄芪、莲子肉、扁豆、大枣、芡实、炙甘草等。

和胃的常用药有砂仁、陈皮、半夏、生姜、藿香、苏叶、豆蔻仁等（表2）。

表2　妇产科常用健脾和胃方剂

方　名	药物组成						功　效
六君子汤（《校注妇人良方》）	人参 生姜	白术 大枣	茯苓	甘草	半夏	陈皮	健脾和胃理气
香砂六君子汤（《名医方论》）	人参 木香	白术 砂仁	茯苓 生姜	甘草 大枣	半夏	陈皮	健脾和胃，理气止痛
健固汤（《傅青主女科》）	人参	白术	茯苓	薏苡仁	巴戟天		健脾固肾，利水渗湿
完带汤（《傅青主女科》）	人参 柴胡	白术 黑荆芥	白芍 车前子	山药 甘草	苍术	陈皮	健脾燥湿止带
小半夏加茯苓汤（《金匮要略》）	半夏	生姜	茯苓				健脾和胃止呕
橘皮竹茹汤（《金匮要略》）	橘皮、竹茹、人参、甘草、生姜、大枣						和胃补中，理气降逆
白术散（《全生指迷方》）	白术	茯苓	大腹皮	生姜皮	橘皮		健脾行气，利湿消肿

（三）疏肝养肝

情志不舒，心情抑郁，则肝气不舒，气机不畅。血随气滞或血随气逆。冲为血海，肝为藏血之脏，肝气郁结，势必影响冲脉。往往出现月经不调、痛经、闭经、经行吐衄、月经前后诸证等。疏肝解郁之法，在妇科至为常用。常用药物有柴胡、郁金、白芍、香附、佛手、素馨花、玫瑰花等。

肝郁可以化火，暴怒则可以动肝火，肝火内动，肝阴暗损，阴虚则阳亢，故肝喜柔养而恶温燥。若肝阴不足，多见月经不调、崩漏、经行吐衄、子晕、子痫、不孕、绝经前后诸证等。养育肝阴，镇摄平肝的常用药有女贞子、桑椹子、枸杞子、沙苑蒺藜、酸枣仁、旱莲草、五味子等（表3）。

表3　妇产科常用疏肝养肝方剂

方　名	药物组成	功　效
逍遥散(《太平惠民和剂局方》)	柴胡　当归　茯苓　白芍　白术　炙甘草　煨姜　薄荷	疏肝解郁,健脾和营
定经汤(《傅青主女科》)	菟丝子　白芍　当归　熟地　山药　白茯苓　炒芥穗　柴胡	疏肝健脾滋肾,治肝脾肾三脏功能失常
龙胆泻肝汤(《医宗金鉴》)	龙胆草　栀子　黄芩　车前子　木通　泽泻　生地　当归　甘草　柴胡	清泻肝经湿热
越鞠丸(《丹溪心法》)	香附　栀子　神曲　川芎　苍术	行气解郁,治血、气、痰、火、湿、食诸郁
四逆散(《伤寒论》)	柴胡　白芍　枳实　甘草	疏肝理脾,和解表里
二至丸(《医方集解》)	女贞子　旱莲草	养育肝阴,清虚热
一贯煎(《柳州医话》)	沙参　麦冬　当归　生地　川楝子　枸杞子	滋阴养肝
柴胡疏肝散(《景岳全书》)	柴胡、枳壳、香附、陈皮、芍药、川芎、炙甘草	治肝气郁结,经期寒热往来,胁肋疼痛
羚角钩藤汤(《重订通俗伤寒论》)	羚羊角　钩藤　桑叶　菊花　贝母　生地　茯神　白芍　鲜竹茹　甘草	清肝增液,熄风舒筋

37

(四) 调理气血

气血源于脏腑,赖经络以运行。脏腑经络的病变,往往影响气血,而气血失调又可影响脏腑功能。气与血是对立统一的辩证关系。气乃无形之功能,血为有形之物质。气为血之帅,血为气之根,又赖气以运行。若无血之涵养,则为无根之气;如无气之统帅,则为散溢之血。故气病可以及血,血病也可以及气。妇产科疾病与气血关系尤其密切,经、带、胎、产、乳均有赖于气血,亦容易耗血伤气。故调理气血为妇产科常用的重要治法。惟辨证时必须甄别其病机主要在于血还是在于气,并辨别寒热、虚实,作为立法处方的依据。

病在血则以治血为主,可佐以理气。血虚宜补血养血;血滞血瘀则宜活血祛瘀;血热宜清热凉血;血寒宜温经散寒;出血过多宜固涩止血。补血的常用药有当归、制首乌、鸡血藤、乌豆衣、紫河车、桂圆肉、阿胶等。活血祛瘀的常用药有川芎、桃仁、红花、蒲黄、没药、乳香、益母草、泽兰、丹参、五灵脂、土鳖虫、水蛭、刘寄奴、王不留行等。止血的常用药有仙鹤草、艾叶、三七、赤石脂、血余炭、荆芥炭、棕榈炭、侧柏叶、姜炭、大蓟、贯众、五倍子等。清热凉血的常用药有生地黄、丹皮、紫草、地骨皮、白薇、赤芍、茜草根、地榆、槐花等。

　　病在气以理气为主,或佐以理血。气虚宜补气健脾;气郁宜行气解郁;气聚壅结则需破气散结,或佐以活血祛瘀。补气的常用药有党参、黄芪、太子参、白术等;行气散结的常用药有乌药、木香、青皮、枳壳、枳实、香附、沉香、橘核、川楝子、荔枝核、小茴香、三棱、莪术、九里香、鳖甲、穿山甲等(表4)。

表 4　妇产科调理气血常用方剂

	方　名	药物组成	功　效
补气	四君子汤(《太平惠民和剂局方》)	人参　茯苓　白术　炙甘草	补气主方。健脾益气养胃
	补中益气汤(《脾胃论》)	人参　白术　黄芪　陈皮　升麻　柴胡　炙甘草　当归	益气升阳,调补脾胃。治中气下陷
	举元煎(《景岳全书》)	人参　炙黄芪　炒升麻　炙甘草　炒白术	补气升阳。治气不摄血
	参苓白术散(《太平惠民和剂局方》)	人参　白术　扁豆　茯苓　甘草　山药　莲肉　桔梗　砂仁　薏苡仁	补气健脾,和胃渗湿
行气	金铃子散(《素问病机气宜保命集》)	金铃子　延胡索	行气止痛。治气郁胁痛
	加味乌药汤(《医宗金鉴》)	乌药　砂仁　木香　延胡索　香附　甘草　槟榔	行气止痛。治气滞之痛经
	香棱丸(《济生方》)	木香　丁香　三棱　枳壳　莪术　青皮　川楝子　小茴香	行气散结活血。治气滞血瘀之癥瘕痞块

	方 名	药物组成	功 效
补血	四物汤(《太平惠民和剂局方》)	熟地　当归　川芎　芍药	补血主方。治血虚诸疾
	归脾汤(《校注妇人良方》)	人参　白术　黄芪　茯神　当归　远志　酸枣仁　木香　炙甘草　桂圆肉　生姜　大枣	补血益气，健脾养心。治脾虚血弱，崩中漏下
	当归补血汤(《内外伤辨惑论》)	当归　黄芪	补气以生血。治经期、产后失血耗损
活血祛瘀	失笑散(《太平惠民和剂局方》)	蒲黄　五灵脂	活血祛瘀，散结止痛
	血府逐瘀汤(《医林改错》)	桃仁　红花　当归　生地　川芎　赤芍　牛膝　桔梗　柴胡　枳壳　甘草	活血祛瘀。治血瘀而偏于热者
	少腹逐瘀汤(《医林改错》)	小茴香　干姜　生蒲黄　五灵脂　延胡索　没药　当归　川芎　赤芍　肉桂	祛瘀散寒。治血瘀而偏于寒滞者
	膈下逐瘀汤(《医林改错》)	当归　川芎　赤芍　桃仁　红花　枳壳　延胡索　五灵脂　丹皮　乌药　香附　甘草	行气祛瘀。治血瘀而偏于气滞者
	生化汤(《傅青主女科》)	当归　川芎　桃仁　炮姜　炙甘草	活血生新，温经止痛。治产后血瘀诸疾
	桂枝茯苓丸(《金匮要略》)	桂枝　茯苓　丹皮　赤芍　桃仁	活血化瘀，缓消痞块
	活络效灵丹(《医学衷中参西录》)	当归　丹参　乳香　没药	活血祛瘀止痛。治气血凝滞，癥瘕积聚
凉血	犀角地黄汤(《千金方》)	犀角(水牛角)　生地黄　赤芍　丹皮	凉血散瘀，清热解毒。治热入营血
	清经散(《傅青主女科》)	丹皮　地骨皮　白芍　熟地　青蒿　茯苓　黄柏	凉血清热益阴。治血热月经先期等
	清化饮(《景岳全书》)	生地　芍药　麦冬　丹皮　茯苓　黄芩　石斛	凉血益阴。治虚热月经不调
温经	艾煎丸(《太平惠民和剂局方》)	艾叶　人参　川芎　菖蒲　吴茱萸　当归　白芍　熟地黄	温经补血。治血气虚寒之月经不调、痛经
	当归四逆汤(《伤寒论》)	当归　桂枝　细辛　芍药　炙甘草　通草　大枣	温经通阳。治血寒经痛

39

续表

方　名	药物组成	功　效
止血　棕灰散(《圣济总录》)	陈棕榈炭　蚕沙　阿胶	收敛止血。治崩漏
发灰散(《普济方》)	血余炭(米醋调服)	收敛化瘀止血。治崩漏
四生丸(《妇人大全良方》)	生荷叶　生艾叶　生柏叶　生地黄	凉血止血。治血热经行吐衄
二稔汤(经验方)	岗稔根　地稔根　棕炭　党参　白术　炙甘草　熟地　桑寄生　首乌　续断　赤石脂	补气养血,收敛止血。治虚证崩漏
槐榆散(《景岳全书》)	槐花　地榆	凉血止血。治血热崩漏

(五) 渗利水湿

水湿停聚所致妇产科疾病,与脾失运化、肾失气化有关。水湿内留,浸渍于下,影响冲任、带脉与膀胱,往往导致带下病、经行泄泻、经行浮肿、子肿、产后排尿异常等。渗利水湿之法,应结合体质和病机,分别运用温运脾肾或清利湿热等治法。常用的利湿药物有茯苓皮、萆薢、车前子、鸡冠花、薏苡仁、泽泻、猪苓、通草、滑石、茵陈、木通、地肤子、马鞭草等(表5)。

表 5　妇产科常用渗利水湿方剂

方　名	药物组成						功　效
四苓散(《丹溪心法》)	茯苓	猪苓	白术	泽泻			祛湿通淋
五苓散(《伤寒论》)	茯苓	猪苓	白术	泽泻	桂枝		化气行水。治小便不利
萆薢渗湿汤(《疡科心得集》)	萆薢　泽泻	苡仁　滑石	黄柏	丹皮	赤芍	木通	清热利湿。治湿热带下、阴痒
止带汤(《世补斋·不谢方》)	茵陈　猪苓	栀子　泽泻	黄柏　车前子	丹皮　茯苓	赤芍	牛膝	清热利湿。治湿热带下

(六) 温经散寒

寒邪入侵或寒从内生,留于经络、脏腑,客于胞中,血气运行不畅,阻碍胞宫、胞脉、胞络,影响冲任,均可出现经、带、胎、产诸疾。常见者如月经不调、痛经、闭经、不孕、妊娠恶阻、子肿等。常用的温经散寒药物有桂枝、肉桂、吴茱萸、川椒、干姜、附子、白芷、丁香、艾叶、小茴香等(表6)。

40

表6 妇产科常用温经散寒方剂

方　名	药物组成						功　效
温经汤(《金匮要略》)	吴茱萸 阿胶	桂枝 牡丹皮	当归 生姜	芍药 甘草	川芎 半夏	人参 麦冬	温经散寒,养血补虚
艾附暖宫丸(《仁端直指》)	艾叶 当归	香附 生地	川芎 黄芪	吴茱萸 续断	白芍	肉桂	温经暖宫。治宫寒不孕
干姜人参半夏丸(《金匮要略》)	干姜	人参	半夏				温胃和中。治胃寒恶阻
当归生姜羊肉汤(《金匮要略》)	当归	生姜	羊肉				温中补血,祛寒止痛。治产后血虚腹痛

(七) 清热解毒

外感热邪或热毒之邪,或五志化火、饮食辛燥,火热内蕴,势必壅盛于气分,以致营卫不和,热毒熏蒸,痈肿溃腐;甚或热入血分,迫血妄行。如赤白带下、阴疮、急性盆腔炎、乳痈、产后发热等。清热解毒的常用药物有栀子、黄柏、黄芩、蒲公英、败酱草、金银花、椿根皮、土茯苓、连翘、苦参、白花蛇舌草、半枝莲等(表7)。

41

表7 妇产科常用清热解毒方剂

方　名	药物组成						功　效
固经丸(《丹溪心法》)	黄芩	黄柏	椿树根皮	白芍	龟甲	香附	清热益阴,止血固经
银花蕺菜饮(《中医妇科治疗学》)	银花	蕺菜	土茯苓	炒荆芥	甘草		清热凉血止血
清热解毒汤(经验方)	银花 赤芍	连翘 益母草	蒲公英	紫地丁	丹皮	蒲黄	清热解毒。治产褥感染,热毒炽盛

上述七种治法,是妇产科所常用,但未能包括全部治法。中医妇产科是以中医基本理论为基础,与内科、外科有密切联系,临证时应互相参考,辨证施治。同时,这几种治法的运用,也不是完全孤立的,往往需配合使用。因为临床的病症常常是复杂的,虚中有实,实中有虚,虚实夹杂在所常有。诊治时须分清主次、缓急,既要掌握原则,又要灵活运用。效果才能显著。此外,中药常有多种功效,不同的配伍,作用各异。如柴胡重用,并配黄芩等,可以和解少阳,如大、小柴胡汤;若以中等剂量配伍白芍等,则用以疏肝,如逍遥散;但小量配合补气药,则

有升提之功,如补中益气汤。临证时应熟悉药性,适当配伍。古人谓"用药如用兵",即是此理。

附:孕妇忌用或慎用的药物

大黄、芒硝、玄明粉、益母草、桃仁、红花、三棱、莪术、虻虫、水蛭、蛴螬、蜈蚣、蟾酥、斑蝥、土鳖虫、芦荟、漏芦、生半夏、生南星、生乌头、生附子、常山、黑白丑、商陆、芫花、甘遂、大戟、麝香、雄黄、硫黄、砒石、硇砂、轻粉、铅丹、水银、刘寄奴、川牛膝、乳香、没药、巴豆、干漆、两面针、马钱子、夹竹桃、了哥王、皂角、槐花、苦参、冬葵子、苏木、泽兰、枳实、肉桂心、代赭石、茜草根、王不留行、鸦胆子、薏苡仁、生蒲黄。

42

第二章
妇科疾病的辨证论治

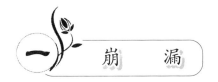

一　崩　漏

1. 崩漏的概念

崩漏,乃经血非时暴下不止或淋漓不尽,大量下血不止者谓之崩中;量少而淋漓不尽者谓之漏下,是妇科较常见的血证。《黄帝内经》中已有对"崩"的记载,《素问·阴阳别论》说"阴阳搏谓之崩"。后世的论述及方药甚多,但往往把各种妇科的血证都归于"崩漏"的范畴,现在有些教材也把崩漏定义为"妇女非月经期阴道大量下血不止或淋漓不尽",这个概念就包括了各种原因导致的阴道下血,如妊娠期的下血、癥瘕的下血等,如果在诊断上含混不清,则论治失去准绳。这是不妥当的。在历代医家的论述中,明代著名医家张介宾在《景岳全书·妇人规》首先把崩漏归入经脉类,即月经病的范畴。指出:"崩漏不止,经乱之甚者也。"这是在辨病诊断上的一个进步。我们现在对崩漏的认识应该更为明确,首先是"经血"的非时而下,即月经周期的严重紊乱,再加上"暴下不止"或"淋漓不尽"的情况,就是经期和经量的严重失常,即"经乱之甚"。这种情况,与无排卵性功能失调性子宫出血的表现基本一致。可以说,无排卵功血就属于崩漏的范畴。

2. 病因病机

关于崩漏的病机,后世多遵循《黄帝内经》"阴虚阳搏"之说,但偏重于"阳搏","阳搏"则热,热则迫血妄行,因而认为血热是崩漏的主要机制。其实,阴虚阳搏,阴虚是本。阴不维阳则阳亢,虚是本,亢是标,这是阴阳二气失去平衡之机制。李东垣指出:"妇人血崩是肾水阴虚不能镇守胞络相火,故血走而崩也。"所谓阴虚阳搏,应理解为肾阴虚损,阴不维阳,从而导致肝火、心火偏亢,阴阳不平衡的主要矛盾在于阴虚,阳亢是其表面现象。《沈氏女科辑要笺正》说:"崩中一证,因火者多,因寒者少,然即使是火,亦是虚火,非实火可比。"虚火,由真阴亏损引起,即阴虚阳亢。另一方面,由于阴损及阳,或体虚、久病而导致肾阳虚,肾火不足以温煦脾阳,脾不统血,也是崩漏的重要病机。若经期、产后余血未尽,或身体虚弱,感染邪气,邪与血搏结,瘀阻胞脉,以致血不归经,漏下日久不止,亦为崩漏的病机之一。概括而言,体虚,尤其是肾阴虚、脾气虚,是致病之本,血热、血瘀则为标。崩漏的病程往往较长,血热或血瘀只是其中某一阶段的证候,阴虚或气虚、阳虚才是起主导作用的因素。

3. 辨证论治

辨证首先求因,要详细询问病史与起病过程,尤其注意排除妊娠、肿瘤、外伤所致的子宫出血。确定是月经紊乱的问题,而不是器质性疾病所致。崩漏多见于青春期的少女和绝经前的妇女,前者由于肾气未充,尚未建立规律的排卵周期,子宫藏泻无期;后者则肾气始衰,天癸将竭,故周期紊乱,多有脾肾两虚或肝肾亏损的表现。这两种情况,大多数属于无排卵性功血。而育龄期妇女,亦有因多囊性卵巢综合征造成长期不排卵,而出现崩漏的情况;或素有功血病史,未经系统诊治,婚后因不孕而求治者。

在发病过程中,崩与漏往往是互相转化,由于反复交替发作,出血迁延日久,必然耗损气血。从辨证上来说,"虚"是病变的本质,"热"或"瘀"是病变过程的一种兼见现象,故治法上应以补虚为主。《医宗金鉴·妇科心法要诀》说:"若去血过多,则热随血去,当以补为主。"《傅青主女科》也指出:"必须于补阴之中,行止崩之法。"这是治疗的基本原则。但由于各人的体质不同,病变也比较复杂,虚中夹实是常有的。在治疗过程中,本质的问题固然要重点解决,但兼见的现象也不能忽略。

明代方约之对崩漏的治疗提出"塞流、澄源、复旧"的三步治法。塞流,即针对暴崩或久漏的情况及时、有效地止血;澄源,即根据辨证原则从病理上控制其继续出血;复旧,即从根本上调整月经周期,以恢复其按期排卵的生理常态。

当其大出血时,则应以止血为急务。对崩漏的止血以固气为先,兼顾血热或血瘀。因下血量多,则热随血去,气随血泄,即使有热,也是虚火居多,且一般都有不同程度的气虚表现,故止血必先固气。止血之后,重在固肾以治本,并需调整月经周期,则以调补脾肾,益气养血为主。

(1) 出血期的治疗

暴崩久漏之际,塞流止血是关键。岭南地区温暖潮湿,其人体质以阴虚或气虚、湿热多见,在治法上要注意顾及气阴。选择药物时,由于阴虚相火易动,不宜用芎、归之类辛燥走窜之品,以免动血,反增加其出血量。应选首乌、桑寄生等守而不走的药物,以滋养并止血。而补气之药,亦以平为期,使血海宁静,不宜过于升散。如人参能固本止血,随阳药则入阳分,随阴药则入阴分,固气以摄血。尤以野生人参和东北红参为佳,可救危固脱。如非危重症,则可重用党参以代之。而气阴两虚者,则可用西洋参,或配太子参、怀山药之类以益气养阴。

在出血较多的阶段,用二稔汤补气摄血:岗稔 30～50 克,地稔根 30 克,续断 15 克,制首乌 30 克,党参 20～30 克,白术 15～20 克,熟地 15～20 克,棕榈炭 10～15 克,炙甘草 9～15 克,桑寄主 15～31 克,赤石脂 20 克。

加减法:血块多者加益母草 15～30 克,血色鲜红者加旱莲草 20～25 克,紫珠草 30 克,血色淡红者加艾叶 15 克,或以姜炭易棕榈炭。血量特多者加五倍子 10 克,阿胶 12 克,并予高丽参 3～6 克咬嚼吞服或 6～10 克炖服。

除服药外,同时艾灸隐白或大敦,配三阴交,双侧交替悬灸 15～20 分钟,或直接灸 7～11 壮,以收止血之效。

方解:二稔汤有补气摄血和补血止血之功。岗稔为桃金娘科桃金娘属植物桃金娘的果或根,地稔为野牡丹科野牡丹属植物的根,均为华南地区常用的草药,性味均属甘、涩、平,具有补血摄血的作用。首乌养肝肾而益精血,药性温敛,滋而不腻,补而不燥,是妇科出血症补血的理想药物。桑寄生补肝肾而益血,续断补肝肾而止崩,兼有壮筋骨的功效,故能兼治腰膝酸疼。熟地补血滋肾,党参、白术、炙甘草均能补气健脾,取其补气以摄血,甘草含甘草次酸,具有肾上腺皮质激素样作用,对月经病、阿狄森氏病、尿崩病等均有疗效。惟用量要稍重,但大量、长期限用,可引起水钠潴留、血钾降低,以致下肢浮肿、血压升高等副作用,与应用去氢皮质酮者相似。棕榈炭、赤石脂均能敛涩止血,以收塞流之效。

若阴道出血已减缓,仍有漏下现象者,用滋阴固气汤:熟地黄 20 克,续断 15 克,菟丝子 20 克,制首乌 30 克,党参 20 克,黄芪 20 克,白术 15 克,岗稔子 30 克,阿胶 12 克,牡蛎 30 克,山萸肉 15 克,炙甘草 10 克。

加减法:出血仍稍多者,可适当加入炭类药以涩血,或其他固摄之品如海螵蛸、鹿角霜、赤石脂之类。有虚热证候者,去黄芪加女贞子。

（2）止血后的治疗

出血得到控制以后,应着重对因治疗,巩固疗效,并重新建立周期,即所谓"澄源"和"复旧"。根据本症发病的主要原因为肝肾阴虚、脾肾不固的机制,应以滋养肝肾为主,兼以固气益血。

此时可用补肾调经汤:熟地黄 25 克,菟丝子 25 克,续断 15 克,党参 20～25 克,炙甘草 10 克,白术 15 克,制首乌 30 克,枸杞子 15 克,金樱子 20 克,桑寄生 25 克,黄精 25 克,鹿角霜 15 克。

加减法:预计将排卵期间,可加入温补肾阳之品如淫羊藿、破故纸、仙茅、巴戟之类以促其排卵;腰酸痛明显者,可加入金狗脊、杜仲、乌药之类;月经逾期一周以上不潮而非妊娠者,可加入牛膝、当归之类,以助其及早来潮。

方解:用熟地、续断、菟丝子、山萸肉以滋养肝肾;党参、黄芪、白术、炙甘草以补气健脾;首乌、岗稔子、阿胶以养血涩血;牡蛎以镇摄收敛。全方兼顾肾、肝、脾、气、血,以恢复整体之功能,巩固疗效。经过两三个周期的调理,身体逐渐强健,正常周期可冀恢复。

4. 小结

（1）地域、体质与治法的差异

纵横比较古今南北论治崩漏的文献,北方多因阳气不足,而以寒证为主,自仲景之温经汤至傅青主之固本止崩汤,均善用温药;金元四大家之李东垣则着重"脾统血"的病机,多用补脾摄血之法治疗。而南方则常因气阴不足,故多热证,故岭南医家常常使用滋阴固气之品,而忌用辛燥动血的芎、归之类。这是地域与体质的差异所致。

（2）应用止血药的要领

在止血药中，有凉血止血者，如丹皮、焦栀子、藕节；有温经止血者，如艾叶、炮姜、鹿角霜；有养血止血者，如阿胶、岗稔、地稔；养阴止血，如旱莲草、龟甲胶、女贞子；亦有祛瘀止血者，如益母草、蒲黄、田七、大黄炭；固涩止血，如赤石脂、乌梅、五倍子。均可根据证候的寒、热、虚、实而选用。惟炭类止血药过用可致血脉凝涩而留瘀，故不宜过多、过久使用。

清热止血法适用血热证，如子宫内膜炎所致的月经过多。功能性子宫出血虽或有热，往往属于虚热，即阴虚生内热。因此，对本病不宜使用凉血清热，而以寓清热于养阴之中较为稳妥，大量出血者，往往热随血泄，使用凉血清热之剂，便成无的之矢，且犯"虚虚"之禁。

祛瘀止血法适用于瘀阻以致崩漏者，《千金要方》谓"瘀结占据血室，而致血不归经。"久漏不止者，亦常常夹瘀。但本病在辨证上虽或有瘀，往往是虚中有实，瘀去以后，亦须补虚，或者寓攻（祛瘀）于补，以求虚实兼顾。因此，祛瘀以止血，在某个阶段虽可适当采用，但不是本病的根本治法，更不能长期采用。只属于塞流或澄源的范畴，决非复旧固本的原则。

出血期间，应慎用当归、川芎。当归虽说是妇科调经补血"圣药"，但根据临床实践，却不宜用于功能性子宫出血的出血期间，尤其是阴虚或血热者，否则反而增加其出血。张山雷在《沈氏女科辑要笺正》中指出："当归一药，富有脂液，气味俱厚，向来视为补血要剂，固亦未可厚非，在阳气不足之体，血行不及。得此温和流动之品，助其遄行，未尝非活血益血之良药，唯其气最雄，走而不守，苟其阴不涵阳而为失血，则辛温助阳，实为大禁。"《景岳全书》说，当归"气辛而动，故欲其静者当避之"，这是经验之谈。据药理研究，当归含挥发油、水溶性不挥发性生物碱等。当归对子宫有兴奋和抑制两种作用，兴奋子宫的作用是非挥发性成分所致，抑制子宫的作用是挥发性成分所致，但以兴奋子宫的成分为主。川芎亦是性味辛温、活血行气之药，《景岳全书》说："芎归俱属血药，而芎之散动，尤甚于归。"故在功能性子宫出血之出血期,用之往往增加出血,亦属忌用之药。不能以为四物汤是补血剂,胶艾汤是止血剂而泛用于功能性子宫出血之出血期,这些方剂中虽有地黄、白芍、阿胶、艾叶、炙甘草等滋阴或止血药,但因有川芎、当归之行血活血,却会得不偿失的。

（3）必须重视复旧调周

崩漏之下血缓解后,应根据其证候以澄源、复旧。古代医家对崩漏的论述主要着眼于止血,对复旧调经的论述较少。止血之法虽可取效于一时,但非治本之计。若不加以巩固,并进一步调整周期,促进排卵,以恢复正常月经周期,则容易反复发作,不能根治,这是未有从肾为冲任之本这一机制来考虑。而现代医家则注意了病证的鉴别,并强调要补脾肾调经以固本。这是历史的进步。

肾主先天,五脏之阴气,靠肾阴来滋养,五脏之阳气,赖肾阳来生发;月经的正常出现与停止,更取决于肾气的盛衰。从临床实践体验,对本病的治法,补脾必须补肾。在出血期间,可先以补气健脾为主,而收固气摄血之效;出血缓止后,则应着重补肾,兼理肝脾气血,以巩固疗效而调整周期,这才是固本之治。

澄源重在辨证论治,复旧旨在调补脾肾。因脾主统摄,肾主闭藏,冲任之本在肾。脾肾功能失常,冲任不固,血脉失于统摄和闭藏,则经血妄行而成崩漏。故复旧固本之法,是在去除血热、血瘀等标证后,着重补肾健脾,调理阴阳,促使月经周期恢复正常。前面介绍了"补肾调经汤"的应用,就是以菟丝子、桑寄生、续断等平补肾阴阳,辅以补气养血之品,兼顾脾肾气血以调经。还要根据月经周期的不同阶段有所侧重,因势利导,提高疗效。

二 闭 经

1. 闭经的概念

闭经,乃女子年逾二七之年而月事未至,或月经来潮以后又闭止不行。《黄帝内经》称为"月事不来",亦称"不月"。闭经又分为原发性和继发性,女子超过 18 周岁从未来过月经者,为原发性闭经;曾有月经来潮,但连续 3 个周期或以上停止来潮者,为继发性闭经。有各种原因以致闭经时间长达数年之久者,故为医者所重视研究。

若两、三个月内不定期来潮者,属月经后期,又称月经稀发。如有规律地 2 个月一潮者称为"并月",3 个月一潮者称为"居经",又称"季经",尚未属闭经范畴。还有个别女子因阴道闭锁或处女膜闭锁,经血不能排出,则属于"隐经",又称假性闭经,经手术矫治即可,亦不在闭经之列。

2. 病因病机

闭经的病因病机比较复杂,为月经病之顽难证。月经的产生与调节,主要在于肾气-天癸-冲任-子宫的相互作用与协调,同时与心、肝、脾、肺以及气血的整体协调有密切关系,从而具有定期藏泻的规律。《素问·上古天真论》说:"女子七岁,肾气盛,齿更发长;二七而天癸至,任脉通,太冲脉盛,月事以时下。"又说:"肾者主水,受五脏六腑之精而藏之,故五脏盛,乃能写。"子宫的藏泻受肾之封藏、肝之疏泄的支配,必须先藏至盛满,然后才能泻。月经的主要成分是血,心主血脉,脾主统血及生化气血,肝藏血并主疏泄,故月经之定期来潮,又赖于脏腑气血的整体协调,而主要在于肾气之充盛。

《素问·评热病论》指出:"月事不来者,胞脉闭也。"《素问·阴阳别论》又说:"二阳之病发心脾,有不得隐曲,女子不月。"原发性闭经多因肾阴肾阳不足,以至天癸不至,冲任亏损而不通盛,先天禀赋不足,故生殖系统发育不良;亦有因青春期前曾患过全身消耗性疾病,如结核病等,因而影响脏腑气血之功能失常,内分泌失调所致者。继发性闭经者,本已有过月经来潮,由于各种原因的影响,尤其是产后失调,包括产后大出血、流产或引产后感染,或因排卵障碍,崩漏之后又出现闭经,或因环境突变、精神刺激,或继发于各种急慢性全身疾病,或盆腔内之局部器质性病变,或脑部的病变等,均可引致闭经。其病机有虚有实,或虚实杂见。虚者以肾气不充较常见,还有因脾气虚弱而不能生化气血,或亡血暴脱以致血枯经闭,均为血海空虚,来源匮乏,如壶中乏水,虽倾倒亦无以泻出;实证则有肝气郁结失于疏泄,或气滞血瘀而阻隔胞脉、胞宫,或痰湿凝聚以致胞脉不通,亦有因心气不得下通者,皆由邪气壅阻,胞脉不通,如壶中有水,但被异物阻隔,不能泻出。总之,闭经是脏腑气血失调的表现,原因复杂,矫正也不易。临证时必须详审病因病史。细为诊辨。

3. 辨证论治

闭经的诊治,首先要详细询问病史,了解其起因及病情发展过程,还要作必要的检查,了解全身和生殖道的发育情况,辨病与辨证结合。根据病位之所在、证候之虚实,再拟定治法,或补或攻,应先后有序,才能收效。

原发性闭经患者,多伴有全身发育不良体征,第二性征不明显,除肛检或 B 超可发现发育不好的幼稚子宫外,乳房也不隆起,此类患者,宜适当加强营养,药物治疗须调补肾阴肾阳为主,以促使天癸至而任脉通冲脉盛,卵巢、子宫得以发育增长,且需及早治疗,以在 21 岁前调治,收效较好。补肾之中,宜辨别肾阴虚或肾阳虚或肾阴阳两虚,而取滋肾、温肾或阴阳并补之法。临床所见,以偏于阴虚或阴阳两虚者为多。卵子是一种物质,属于阴精,经血亦属阴,须得到营养物质的滋养,也要得到阳气的支持,阴生则阳长,阳生则阴长,阴阳互为其根而互相协调,故调治原发性闭经患者,宜先滋养肾阴,然后适当温补肾阳,以达到阳生阴长,这是治法的程序和原则。

曾治疗一位原发性闭经的患者,22 周岁仍未有月经来潮,观其整体发育不良,身材矮小,望之如 14～15 岁的女孩,第二性征不明显,乳部平坦,乳头乳晕呈紫黑色。性情抑郁,烦躁口干,大便干结,食欲不振,掌心灼热,唇鲜红如涂脂,舌红无苔,脉弦细数。此乃肝肾阴亏,阴虚内热、瘀热壅阻之证,治宜滋阴清内热以培其本,佐以活血化瘀以治其标。先用增液汤合二至丸加知母、黄柏、太子参、山萸肉、山药等,以滋养肝肾阴。继选加菟丝子、肉苁蓉、仙灵脾等稍助肾阳,随后又选加丹参、桃仁、丹皮、赤芍、山楂以活血化瘀通经。经过 3 个多月的依次调治,阴虚内热的证候渐减,唇舌不如来诊时的鲜红,胃纳陡增,体重增加 5kg,身高也增长 6cm,月经开始来潮。通经以后,性情活泼开朗,乳房渐见隆起,乳头、乳晕由紫黑色转为淡红色。继续调治半年,月经基本自行来潮。

继发性闭经，临床上亦以虚证或虚实夹杂者为多，纯实者较少。调治之法，主要针对不同病机。一般来说，虚证或虚实夹杂者，当以调理肝肾为主，而肾阴是月经的主要化源，故滋养肾阴，乃调治闭经之要着。必待肾阴充盛，天癸依期而至，才能使冲任、血海旺盛，经血下行。但由于月经具有明显的节律性，是一个周期性藏泻交替的过程，如肝气疏泄不利，亦足以障碍月经之通调。正如《傅青主女科》所言："经水出诸肾，而肝为肾之子，肝郁则肾亦郁矣。"故调补肾阴，亦应因时制宜，在滋肾养血之中，适时佐以疏肝解郁行气之品，引血下行。一月之中，阴血的消长也有其节律，治法上的补与攻也应循其消长规律，往往是先补后攻，俟阴血、冲脉盈满后，因势利导，以提高疗效。

肾虚经闭的主要证候是月经由稀发、量少而逐渐闭止，或初潮较迟，或素体虚羸，依赖药物通经，带下甚少以致阴道干涩，腰膝酸痛，或身体瘦弱，子宫细小。偏阳虚者，面色晦暗，眼眶黯黑，或面额黯斑，小腹冷而空坠，四肢不温，舌淡黯，脉沉细；偏阴虚者，面色潮红，五心烦热，消瘦，舌嫩红少苔，脉细数。

治法宜补肾养血。可选《景岳全书》之归肾丸加减化裁作为第一方。以菟丝子、熟地、杜仲调补肾气，山茱萸、当归、枸杞养肝益血，佐以山药、茯苓健脾益气。是以补肾为重点，又兼顾肝脾的要方。可用此方合四物汤，连用 3 周左右，继而用《景岳全书》之调经饮加丹参、川芎作为第二方，以当归、川芎养血活血，香附、青皮行气疏肝，山楂、丹参活血化瘀，牛膝引血下行，茯苓健脾渗湿，为行气活血通经之剂。偏热者，加丹皮、赤芍；偏寒者，加桂枝、小茴香；兼瘀滞者，加刘寄奴、桃仁、红花。可连用 1 周左右。

偏于肾阳虚者，则在滋养肾阴的基础上加入温肾壮阳的药物，但不可一味补阳，因肾阳依存于肾阴，是以肾阴为物质基础的。正如张介宾在《景岳全书·新方八略》中说："善补阳者，必于阴中求阳，则阳得阴助而生化无穷；善补阴者，必于阳中求阴，则阴得阳升，而泉源不竭。"故调补肾阳，应不忘于肾阴。可在归肾丸的基础上加熟附子、仙灵脾、巴戟等。

宫腔结核也是导致闭经的原因之一，须查询有无肺部及其他部位结核病史，同时应检查盆腔有无肿块。患者除闭经外，体形多消瘦，或五心烦热，甚或低热、潮热，口干咽燥。脉细数，舌红、少苔或无苔。属阴虚血少之证。治宜益阴养血。并选配有抗结核作用之药物，可用生地、黄精、丹参、玉竹、穿破石、铁包金、百部、鸡血藤、鸡内金等配伍成方。重用黄精养阴补血，并具有抑制结核杆菌作用；丹参活血祛瘀、清热除烦，也能抑制结核杆菌，穿破石和铁包金均为岭南地方草药，穿破石为桑科，葨芝属，葨芝的根；铁包金为鼠李科，勾儿茶属，勾儿茶的根。百部、穿破石和铁包金均对结核病有一定作用，穿破石更有通经之功。全方共奏益阴养血、抗结核、通经之效。

血枯经闭的主要证候是产后或大量失血后月经闭止，全身虚羸，毛发脱落，面色苍黄，神疲体倦，消瘦或虚浮，生殖器官萎缩，舌淡瘦，少苔或白薄苔，脉沉细无力。多为产后大出血所致，西医称为席汉氏综合征，属垂体前叶功能减退。患者除闭经外，一派阴血亏损，阴损及阳之象。

治宜大补气血，佐以温阳。可用八珍汤加仙灵脾、仙茅、熟附子等，连续治疗几个月，方可收效。曾治疗一位36岁的患者，继发闭经5个月，曾孕2、产1、人流1，觉神疲体倦、腰酸口淡、面色苍黄，舌淡红、苔白润，脉沉细缓弱，一派虚寒、阳气不振之象，乃用八珍汤加附、桂、干姜、菟丝子，补而通之，服药十四剂后，精神体力好转，月经复潮。

肝郁经闭的主要证候是月经先后不定继而闭经，精神抑郁或烦躁易怒，胸胁或少腹苦满，舌暗，脉弦。多有精神创伤病史。

治宜疏肝解郁，养血调经。可用逍遥散加减，以轻剂调之。须注意情志疏导，配合心理治疗。解除其思想负担，以免影响疗效。

若心肾不交，心气不得下通，则多有眩晕，心悸怔忡，惊惕失眠等症状。则应在滋养肾阴的基础上交通心肾，可用归肾丸加柏子仁、石菖蒲、远志、桂圆肉等。

若月经量少而渐闭止，同时又有少许乳汁分泌者，内分泌检查见催乳素(PRL)增高，为溢乳性闭经，临床上常见两个证型：其一是肝脾郁结型，平素精神忧郁，食欲不振，睡眠欠佳，梦多，乳房胀或痒，挤压有乳汁溢出,质较浓,脉沉弦,舌黯红。治宜舒肝解郁健脾,可用逍遥散加麦芽、郁金、素馨花、鸡内金、薏苡仁等,生麦芽用量100g左右。其二为脾肾阳虚型,形体肥胖而虚浮,面色苍白,月经闭止,乳房不胀,挤压有乳汁溢出,质淡,易觉疲倦或头晕,舌淡胖,苔白润,脉沉细。宜温补肾脾阳气,可用肾气丸加白术、炒麦芽(可用至100g左右)。

痰湿经闭的主要证候是月经稀发而逐渐闭经,形体虚胖,胸闷,痰多,倦怠,纳呆,面色苍白或萎黄,或毛发浓密,体毛增多,舌淡胖边齿印,苔白腻,脉沉滑。

治宜化痰燥湿,健脾养血。用苍附导痰丸加减。以法夏、胆南星、陈皮燥湿化痰,苍术、茯苓健脾祛湿,枳壳、香附行气,神曲导滞,生姜、甘草和中。方中缺乏血分药,可加当归、川芎、丹参、鸡血藤之类。调治半月左右,再加牛膝、刘寄奴、泽兰之类活血通经。

血瘀经闭的主要证候是小腹疼痛、拒按,逐月加重并有周期性,月经多为突然闭止,常有流产、刮宫手术、产后或流产后感染等病史可循。甚者可有低热。舌暗红或紫黯,脉弦。如人工流产或自然流产后停经,须注意鉴别,排除宫外孕或流产不全。

治宜活血化瘀通经。可用桃红四物汤。偏于寒瘀者,用《妇人良方》之温经汤,以桂枝温通经脉,当归、川芎、赤芍养血活血,莪术、丹皮活血祛瘀,人参、甘草补气和中,牛膝引血下行。但祛瘀通经之剂不宜久用,一般用7剂左右即可。桃仁、红花、莪术之类活血药的剂量,亦应因人而异,根据体质的强弱和瘀滞的程度而定轻重,不可过用,以免伤正。此外,山楂、鸡内金等消导药亦有化瘀通经之效,且药性平和,可适当选用。山楂用量可稍大,一般用至30～50g,但有溃疡病、胃酸过多者则不宜用。

4. 小结

闭经原因复杂,病多顽固,属慢性疾患。病虽有虚实,但以虚证为多。切不可因经闭不通,误为实证,而妄加攻伐,以见血为快!这是不完全符合辨证原则的。

闭经的调治,首先是辨证要准确。虚证,治宜滋养温补为主。实证之闭经,多因瘀血壅阻,其中又有气滞血瘀、热灼血瘀之不同,应分别以行气化瘀、温经行瘀、凉血散瘀之法为治。痰湿阻滞之闭经,多为实中有虚之证,痰湿为有形之邪,属实,但所以致痰湿壅聚,多因脾气不运,乃属脾虚,应攻补兼施,益气健脾以化痰湿。此外,还要结合辨病,了解西医的诊断与检查情况,精神因素、脑部外伤、肿瘤等,亦可致闭经,这须与内科、外科联合予以调治,才易收效。

调经之法,因时用药很重要。适时攻补,攻补交替,是治疗闭经关键的一着。尤其是虚证患者,多为肾、肝、脾虚损,气血不足,冲任失调所致,可采用中药周期疗法,先根据辨证调补 21 天左右,继而攻逐通经 6～7 天。这种先补后攻的治法,是以补法先行,使气血充盈,脏腑功能旺盛,治疗期间,如白带增多,则为佳候,是阴精渐复之征,不必加以固涩。然后,适当攻逐通利,引血下行,以顺乎月经生理调节蓄满而溢之机。若一个周期未效,仍可进行第二、第三个周期的治疗,以恢复月经周期。一般要反复三四次,才能奏效。还要继续调治一段时间,以巩固疗效。

三 痛 经

1. 痛经的概念

凡与月经周期相关而以下腹部疼痛为主,有规律地发作者,均属痛经。这种疼痛多数发生在经期和经前,亦有发生在经后,或两次月经之间。其症状有轻有重,轻者仅在月经来潮的第 1～2 天有短暂的腹痛,仍可忍受,或服些止痛药即止;重者剧痛难忍,痛连腰骶,并伴有恶心呕吐,冷汗淋漓,手足逆冷,甚至晕厥。若经前或经期小腹轻微胀痛,不久即自行缓解者,则是正常现象,不属于痛经的范畴。

痛经以青年女子为多见,如初潮后不久就有经行腹痛,经年不愈者,为原发性痛经。多因先天禀赋不足,冲任不盛,不荣而痛。可有子宫发育不良的情况。但痛经也可见于中年妇女,若原来并无痛经史,其后因各种因素,如流产(包括人工流产)、生活不慎(如经期涉水、房事等)或感染邪毒,因而导致痛经者,为继发性痛经。其西医病症,有子宫内膜异位症、盆腔炎等。

2. 病因病机

月经与脏腑、气血、冲任有密切关系,若相互协调,脏腑安和,气血流畅,经络通利,则月经正常来潮,自无痛经之患。倘有滞碍,阴阳血气失和,则月经不能顺利疏泄,胞脉阻滞,"不通则痛"。这多属实证。但亦有经血愈多而痛愈甚,或经后腹痛者,此乃冲任空虚,胞脉失养,"不荣则痛"。这属于虚证。痛经是以实证居多,但也有虚证和虚实夹杂证,未可概以虚论治。

实证之中,又以气滞、血瘀、寒凝为多见,亦有血热壅阻而致者。血瘀为其主要病机。瘀,积血也。血贵周流,倘有浓、黏、凝、聚,则壅滞不通,可成为瘀。血之与气,相辅而行。盖气滞则血滞,血滞则成瘀;寒主收引,血脉凝涩,也可致瘀;此外,热灼精血,使阴血浓稠黏滞,亦足以至瘀。瘀为有形之邪,本属实证,但由于体质关系,也有虚中夹实者。瘀滞之痛经,腹痛多在经前或经初,但亦有在两次月经之间的排卵期而痛者,常因卵巢增大或有包块,卵子排出困难或有阻滞之故。又瘀阻之痛经,除腹痛外,往往伴有肛门坠胀,里急后重之感,此因瘀块附着在直肠窝所致。瘀滞痛经,往往伴有较多之血块,血块排出后则腹痛可暂时缓减,俟瘀块排清后,腹痛才消失。痛经之严重者,可至晕厥。

3. 鉴别诊断

导致急性下腹痛的妇科病症不少,应注意鉴别:

(1)癥瘕痞块之疼痛

如卵巢囊肿蒂扭转、破裂,或肿瘤变性等,除有癥瘕病史可查外,妇科检查可触及包块,甚至可在下腹部扪及包块,疼痛往往突然发作,与月经周期无关,既往亦无明显的周期性痛经史。

(2)腹腔内出血

如异位妊娠破裂、黄体破裂或卵泡破裂等,可表现为突发的一侧下腹部撕裂样疼痛,剧痛难忍,伴少量阴道流血,腹部胀满,或恶心呕吐,甚至手足厥冷,面色苍白,冷汗淋漓。异位妊娠破裂多有停经史,妊娠试验阳性或弱阳性,但亦有个别患者无明显停经史即发生输卵管妊娠破裂者,必须详细了解与妊娠相关的情况。

黄体破裂多发生于经前或妊娠早期;卵泡破裂则往往发生在月经周期的中期。一般有诱因可查,如性交、剧烈运动或腹部挫伤后出现突发性下腹痛。黄体破裂亦多伴有阴道流血。

（3）感染性疾病

盆腔急性感染时,热毒壅聚胞中,除腹部胀痛外多伴有高热、烦渴、带下增多等热证表现。

此外,其他内科或外科痛证,如肠痈、胃肠道出血等,如发生在月经期,亦需加以鉴别。

4. 辨证论治

《景岳全书·妇人规》指出:"经行腹痛,证有虚实,实者或因寒滞,或因血滞,或因气滞,或因热滞;虚者有因血虚,有因气虚。然实痛者多痛于未行之前,经通而痛自减;虚痛者于既行之后,血去而痛未止,或血去而益甚。"这是痛经之虚实辨证要点。

治疗痛经,实证以活血化瘀为大法。然气行则血行,故化瘀方中,多须行气,瘀化气行,其痛便止。实证之中还有寒热之辨,寒者应温经散寒以行瘀;热者宜凉血清热以化瘀。虚证以养血为主,佐以理气。须兼顾阴阳之偏胜偏虚,阴虚则着重于滋养,阳虚则重在温经。

体质有虚者;亦有壮盛者,临证时须加详辨。体虚者应在理气益血之基础上以缓图;体质壮盛者可峻攻而祛瘀。瘀既属有形之邪,容易结成癥瘕肿块,故于化瘀方中,常须兼用软坚散结之品。

痛经具有周期性发作的特点,治疗也要坚持一段时间,见效亦需巩固之,一般要3个周期左右,以减少复发的机会。

痛经的几种常见证型及治法方药分述如下:

（1）气滞血瘀证

经前、经期下腹胀痛,痛连胁肋,经前乳房胀痛,喜太息,经色黯滞,排出不畅,或淋漓不净,血块多,烦躁易怒,纳呆,舌黯红,脉弦涩。

治宜行气活血,化瘀止痛。用膈下逐瘀汤（《医林改错》）:延胡索 香附 乌药 枳壳 川芎 当归 桃仁 五灵脂 丹皮 赤芍 红花 甘草。

加减运用:经量少而淋漓者,加丹参;喜太息者,加郁金;有癥瘕包块者,加三棱、莪术、穿山甲。

亦可以使用中成药"田七痛经胶囊"每次服 3～5 粒,每日 3 次,经前 5～7 天开始使用。此方经动物急性毒性试验与长期毒性试验(LD50)未发现毒副作用。药效学试验证实有解痉与止痛作用。临床试验证实对 251 例气滞血瘀型、寒凝血瘀型痛经的有效率为 89.2%。

(2) 寒凝血瘀证

经期或经前小腹冷痛,得热则舒,经色多淡黯而质稀,如黑豆汁,或夹有小血块,口淡,或形寒肢冷,面色苍白,神疲乏力,舌淡黯,苔白润,脉沉弦迟缓。

治宜温经散寒,祛瘀止痛。用少腹逐瘀汤(《医林改错》):干姜 桂枝 小茴香 川芎 当归 没药 蒲黄 五灵脂 赤芍 延胡索。

加减运用:经量多或延期不止者,加益母草、艾叶、续断;血块多者加桃仁、鳖甲;疼痛剧烈者,加田七末或血竭末。

亦可选用温经汤(《妇人大全良方》)。

(3) 瘀热壅阻证

经前小腹疼痛拒按,有灼热感,或平时亦有小腹、少腹疼痛,经期加重。经色深红或紫红,质稠浓,血块较多,伴烦躁、潮热或五心烦热,口干,唇焦红,大便干结,舌红苔黄,脉弦滑数。

治宜凉血清热,化瘀止痛。用血府逐瘀汤(《医林改错》):生地 赤芍 红花 桃仁 当归尾 川芎 甘草 牛膝 柴胡 桔梗 枳壳。

加减运用:经量少者,加丹参;经量多者,加益母草、蒲黄;有癥瘕包块者,加三棱、莪术;烦热者,加丹皮、栀子;血块多而痛剧者,加水蛭、延胡。

亦可选用清化饮(《景岳全书》):生地 赤芍 黄芩 丹皮 麦冬 石斛。

(4) 气虚血瘀证

行经末期小腹绵绵作痛,经色淡红,量多或延期不止,或有血块,气短乏力,面色苍黄,舌淡胖或淡黯,脉细或细弦。

治宜补气化瘀。可用桃红四物汤去地黄加黄芪、炙甘草。

桃红四物汤(《医宗金鉴》):地黄 当归 川芎 芍药 桃仁 红花。

素体气虚而有痛经者,亦多有瘀滞,乃虚中有实,故当攻补兼施。

至于经后小腹绵绵而痛者,是气血虚弱,冲任失养之证,乃纯虚无实者,治宜气血双补,益养冲任。用八珍汤。

（5）阴虚夹瘀证

经间期和行经末期小腹隐痛,经色鲜红,量少或有小血块,烦躁易怒,口干不欲饮,舌红少苔或有瘀点,脉细或细弦。

治宜滋养肝肾,佐以活血化瘀。用六味地黄汤合二至丸、失笑散。

由于肝肾阴虚,经间期阴阳转化不利,故有经间腹痛;行经末期阴血下泄,胞脉失养,久则胞脉血气运行不畅,兼杂血瘀,故经期亦痛。须养阴活血为治。

5. 小结

痛经有寒、热、虚、实之不同病机,但以为瘀血实证多见,其中又有气滞血瘀、寒凝血瘀为主要证型,还有血热壅阻者。可在化瘀的基础上兼用行气止痛、温经散寒、或凉血清热之法。实证之痛经疼痛较重,多发生在经期第1~2天,或在经前已有胀坠不适,宜在经前开始治疗,效果较佳。虚证之痛经疼痛较轻,多发生在行经之末期,亦可夹杂血瘀,而在经期或经前发生,应根据体质和证候之虚实,攻补兼施。至于排卵期疼痛,多为阴虚夹瘀,需在经后就开始治疗。

痛经的治疗,须根据轻重缓急,疼痛时急则治标,止痛为先;可使用中成药,或配合针灸、热敷等外治之法。平时则重在调理,以改善体质。还要坚持治疗3个周期左右,以巩固疗效,减少复发。

简易的止痛方法有:

（1）田七末开水冲服,每次3g,每日2~3次。适用于血瘀证。

（2）血竭末开水冲服,每次服1.5g,每日2次。适用于血瘀证。

（3）用祛风类药油涂擦下腹部,再用热水袋或热毛巾敷上,适用于寒凝血瘀证。

（4）针灸三阴交、足三里,可根据证候虚实进行补泻,有显著的止痛效果。

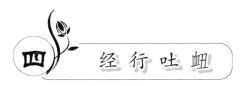

四 经 行 吐 衄

1. 经行吐衄的概念

每逢月经来潮之际则吐血、鼻衄或牙龈出血,量或多或少,月经后则自然缓解,连续几个月均如此者,称为经行吐衄,亦称倒经或逆行,俗称妄行。西医称为代偿性月经。往往伴有月经量减少,甚或经血全无。其原因为火热上扰,伤及肺胃之血络。可分肝胃热盛、肝肾阴虚两类。

2. 病因病机

《妇人大全良方》最早提及其机制:"若遇经脉行时,最宜谨于将理,将理失宜……若恚怒则气逆,气逆则血逆,……若怒极则伤肝,而有眩晕、胁痛、呕血……"《女科经纶》引叶以潜之说:"有月经上行口鼻者,是火载血上行,气之乱也。"《沈氏女科辑要笺正》指出:"倒经一证,亦曰逆经,乃有升无降,倒行逆施,多由阴虚于下,阳反上冲。"综合各家之说,经行吐衄的病机主要是血热,并夹冲脉之气上逆。多由肝郁或阴虚所致。

3. 鉴别诊断

临证时应掌握其诊断要点,并注意鉴别诊断。本病的主症为每值经期便出现口、鼻出血,或吐血、咯血,经期过后便自然停止。这是诊断本病唯一的根据。亦有少数以牙龈出血为主者,亦属本病范畴。常伴有经量减少或无月经。

本病要与肺结核、支气管扩张之咯血,或胃病之吐血,或鼻咽部病变之衄血相鉴别。可通过 X 光透视或 X 光照片等检查和五官科之检查,以排除肺、胃和鼻咽部之病变。

部分患者可能是子宫内膜异位于肺部或鼻黏膜所致,可取活检以明确诊断。

4. 辨证论治

辨证治疗以凉血降逆为大法。实证宜清热凉血、引血下行;虚证

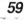

59

宜滋养肝肾、益阴镇潜。

（1）肝胃热盛证

冲为血海，血海又为肝经所司，而冲脉附于阳明。若肝胃热盛，则血海沸腾，冲气上逆，故每值行经之际，血海之血，随火热之气上冲，因而出现吐血或鼻血。血量之多少，视火热之盛衰和体质的情况而异。与此同时，伴有心烦易怒，烦躁不宁，脘胁胀满，口苦咽干，溲黄便结，夜睡多梦等全身证候。舌红或尖边红绛，苔黄，脉弦滑数等。

治宜清热凉血，引血下行。用犀角地黄汤（《备急千金要方》）：水牛角或羚羊角代犀角　生地　丹皮　赤芍。

加牛膝、茜根、茅根、黑栀子以降逆止血。

（2）肝肾阴虚证

平素阴虚，形体消瘦，阴虚生内热，阴虚是病本，内热是病标。每逢月经周期，便出现吐血或鼻血，血色鲜红，而月经量减少，甚或不潮。伴有五心烦热，下午颧部潮红，或身有潮热，口干不欲饮，腰膝酸疼，睡梦不宁等全身证候。舌红绛少苔，或无苔，或花剥苔，脉细略数。

治宜滋养肝肾，佐以凉血镇潜，引血下行，用顺经汤（《傅青主女科》）：熟地　北沙参白芍　丹皮　黑荆芥　茯苓　当归。

去当归，加牛膝、生龙骨、生牡蛎以镇潜止血。

本方所以去当归，以当归气味辛温，走而不守，阴虚之体不甚适宜，虑其辛燥动血，反会增加出血之故。牛膝入肾经引血下行，龙、牡镇潜敛血，有沉降止血之效。

5. 小结

经行吐衄在临床上不是很常见，其症状有轻有重，出血部位各异，应注意诊断和鉴别。

中医的病机以火热上逆为主。治法重在降逆。《沈氏女科辑要笺正》指出："倒经一证，亦曰逆经，……非重剂抑降，无以复其下行为顺之常。甚者且须攻破，方能顺降。盖气火之上扬，为病最急，不可认作无病。"本病轻者出血不多，可以自止；重者可大量出血，甚至休克，不可不知。

曾治疗一例严重的经行鼻衄患者，25岁，未婚。13岁月经初潮，有痛经史,初时周期尚基本正常,其后先后不定。23岁起曾有几次经前鼻衄,但量少,不以为意。上次月经期间,适逢夜班,下班午睡后,突然大量血液从口鼻涌出,色鲜红,夹有血块。即到某西医院急诊,经注射止血药及填塞鼻腔等处理,未能止血,转入五官科住院治疗。检查只见鼻中隔左侧前下方有糜烂面,血液从该处涌出,经内科会诊及各种检查,排除内科疾患。住院6天,共出血达2000ml,输血600ml,住院18天衄血暂止而出院,出院诊断为代偿性月经,建议到妇科调治。后到我院妇科门诊。主诉谓自大量鼻衄后感到疲倦头晕,本次月经期又有少量鼻血,喉头感到有血腥气味,经量点滴量少,经色深红而黏,伴有腹痛,胃纳欠佳,神疲倦怠,面色晦黄,唇色晦黯,舌面色黯而尖边紫红,有瘀斑点,苔白微黄略厚,脉弦滑。此为肝郁化火,火气上逆,兼有脾虚郁湿之象。治以凉血化瘀,引血下行,佐以健脾化湿。处方:丹参15克、怀牛膝15克、丹皮10克、赤芍10克、生地15克、佛手10克、山楂15克、黑栀子10克、藿香9克、绵茵陈15克。服药3剂后,经量稍增,胃纳好转,衄血仍有少量,其后仍坚持益阴清热,引血下行之法,始终以丹参、丹皮、赤芍、牛膝、黑栀子、生地等药为主,并用桑寄生、桃仁、女贞子、旱莲草、茯苓、怀山、郁金等出入其间,经3个周期的调治,经行吐衄的证候已基本控制。后经过一年之追踪观察,未见复发,月经亦较正常。这是一宗比较严重经行吐衄的案例,经中药调治,得到满意的效果。

此外,对本病的治疗亦需注意巩固疗效,一般需连续3个周期在经前用药,效果较好。

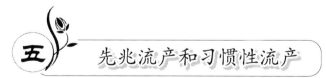

五 先兆流产和习惯性流产

1. 先兆流产和习惯性流产的概念

(1)中医对妊娠机制的认识

中医学认为妊娠与肾气和冲任二脉有极其密切的关系。"肾主先天",人体最初的基础物质,是由父母之精血相结合所形成。精藏于

61

肾,而胞脉系于肾。妊娠之机制,主要在于男女肾气的盛实,使男精女血(卵子)得到有机的结合。反之,如肾气虚衰便难成孕。故《圣济总录》说:"妇人所以无子,由冲任不足,肾气虚寒故也。"

金元四大医家之一的朱丹溪说:"父精母血,阴阳交媾,胚胎始凝,胎之所居,名曰子宫。"这是古人对于妊娠机制简要的描述。这里的"精"和"血"乃指精子和卵子。胎孕既成,则赖母体之气血蓄聚以养之,而脾为后天之本,气血生化之源,故妊娠之始,以至分娩之完成,必须由先天之肾气与后天之脾气相互调摄,方能正常生长发育,庶无殒堕之虞。

(2)病名的概念

中医有胎漏、胎动不安之病名,西医称为先兆流产。胎漏是妊娠期间少量阴道流血;胎动不安则有四大症状:妊娠期小腹痛、下坠感、腰骶酸痛以及阴道少量流血。临床上四者不必悉具,但见二三便是。既已出现流产的先兆,则胚胎能否稳固存活,便难以预料。有可安者,有不可安者,这主要视胎儿是否仍在宫内存活及病情发展趋势如何,才能确断。

中医很早就注意到流产有反复发生的倾向,并把数次堕胎、小产者称为"滑胎",或"屡孕屡堕",与现代所称之习惯性流产基本一致。

2. 病因病机

中医学认为肾气的盛衰,不仅关系到能否受孕,而且影响到整个妊娠期的始终。近代医学家张锡纯的《医学衷中参西录》说:"男女生育,皆赖肾脏作强,肾旺自能荫胎也",又《女科经纶·引女科集略》说:"女之肾脉系于胎,是母之真气,子之所赖也,若肾气亏损,便不能固摄胎元。"这是古人提出"肾以载胎"说的根据。胎元能否巩固,既然在乎父母阴精是否强健,同时亦关系到是否有人为的耗损,故纵欲伤肾,列为导致流产的重要原因。叶天士《女科证治》提出:"保胎以绝欲为第一要策,若不知慎戒,而触犯房事,三月以前,多犯暗产,三月以后,常致胎动小产。"《景岳全书》也说:"凡受胎之后,极宜节欲以防泛溢……如受胎三月、五月而每堕者,虽薄弱之妇常有之,然必由纵欲不节,致伤母气而堕者为尤多也。"至于习惯性流产,更与肾气不固有关,肾失闭藏,以致屡孕屡堕。这是第一点。

气血损伤,不能滋养胎元,以致胚胎不能正常发育,往往也是导致流产原因之一。清代著名医家叶天士《女科证治》说:"妇人有孕,全赖血以养之,气以护之。"气血既要充盛,同时又要互相协调。过寒过热,或七情过度,均可造成气血不和,影响冲任失调,导致胎漏或胎动不安,即先兆流产,甚或堕胎、小产,即流产。气血赖脾胃以主化和运行,若脾气虚弱,或肝气上逆而犯胃,以致呕恶不食,水谷之精微不足,母体虚衰,亦可间接影响胎孕之长养。故脾虚可致气血不足,气虚不能巩固胎元,血虚失于营养胎儿,这是造成流产原因的第二点。

此外,亦有由于母体素虚,妊娠以后,劳力过度,或跌仆闪挫,伤冲任,以致冲任二脉不能维系胎元,因而造成胎漏,甚至小产者,亦所常有,这是第三点。

总之,导致先兆流产与习惯性流产的病机,不外关系肾脾、气血、冲任二脉之耗损,而以肾气亏损为主要原因。但是,人是一个整体,彼此之间是互相联系又互相影响的。因此,既要抓住主要病因,同时又要照顾整个机体。

3. 诊断和防治

中医学对于先兆流产、流产和习惯性流产等,分别称为胎漏、胎动不安、暗产、胎堕难留、堕胎、半产、小产、滑胎、胎死腹中等等。胎漏、胎动不安,相当于先兆流产;暗产、堕胎相当于早期流产;半产、小产相当于晚期流产或早产;胎死腹中是过期流产;胎堕难留,相当于难免流产;滑胎,相当于习惯性流产。对于各种流产,是有不同的诊断和防治方法的。

先兆流产的主要临床表现,主要有阴道流血、小腹痛、下坠感、腰痛等。上述四种见症,可单独出现。症状亦有轻重缓急的不同,这对于安胎能否有效,也有很大的关系。叶天士《女科证治》说:"妊娠心腹痛而下血者为胎动,不痛而下血者为胎漏。"其中出血的多少和出血时间的久暂,与安胎之能否成功,也有密切的关系。如腹痛较剧而持续不止及下血过多者,往往成为难免流产,安胎亦属徒然。《景岳全书》说,"若腹痛血多,腰酸下堕,势有难留者,无如用药助其血而落之,最

63

为妥善。"又说:"凡气虚血弱无以滋养其胎,或母有弱病,度其终不能成者,不若下之,以免他患。"这指出如属难免流产,则应及早助其排出,以免流血过多、时间过长,反而影响母体。对于先兆流产的诊断,除阴道流血及腹痛情况外,中医很重视腰痛的情况,因肾以系胞,而腰为肾之外府,腰脊为督脉之所在,故妊娠妇女,最忌腰痛。尤其是腰脊部痛连骶骨而兼有下血腹痛之证候者,胎多难安。小腹下坠感是一种气虚的表现,气以摄胎,如脾肾之气不足,不能载摄胎元,则胎常有下坠感。

流产的防治,中医是以既辨病又辨证相结合的。如母体因其他疾病,有引起流产可能者,则应治疗母体疾病,病愈则胎可安;如果只是因为胎气不固,使母体受到影响者,则着重安胎,胎安则母病也愈。元代医学家王海藏说:"如因母病而致动胎者,但疗母则胎自安;或胎气不固,或有触动,以致母病者,宜安胎则母自愈。"例如,母体感染外邪以致高热者,往往可以引起流产,此时首先要治好母体的外邪疾患,胚胎便可不致受外邪影响。当然,在治疗这些疾病中,也必须注意维护胎元,更要避用犯胎药物。

胎孕的形成,主要在于先天之肾气;而长养胎儿,则在母体后天脾胃所生化之气血。因此,对于先兆流产的治疗,除应以滋肾补肾为主外,同时必须辅之以健脾而调理气血,使肾与脾,先天与后天相互支持,相互促进,以巩固胎元;并适当辨别孕妇身体的寒热虚实,参照用药,效果才能显著。《景岳全书》说:"凡妊娠胎气不安者,证本非一,治亦不同,盖胎气不安,必有所因,或虚、或实、或寒、或热,皆能为胎气之病,去其所病,便是安胎之法。"基于上述原则,应以补肾健脾固气为主,根据其体质的寒热,适当加减用药。对于先兆流产,多能取效。基本处方是寿胎丸合四君子汤加减:菟丝子、川断、桑寄生、阿胶、党参、白术、荆芥炭。

加减法:气虚甚者加黄芪;体寒者加陈艾叶;血虚者加熟地;气滞有恶心呕吐者加春砂仁、陈皮;有热者加黄芩、女贞子、旱莲草;腰痛甚者加金狗脊或川杜仲;腹痛明显者加白芍、甘草。

至于习惯性流产,因连续自然流产3次以上,身体必然受到耗损而虚弱,肾、脾、气、血均受到影响,要认真调补,即在下次受孕前,便要调理,在调理期间,必须避孕。治疗原则亦以补肾、健脾、补气、养血为主,基本处方以补肾固冲丸为主。

补肾固冲丸(经验方):菟丝子、川断、阿胶、熟地、鹿角胶、白术、党参、川杜仲、杞子、巴戟、当归头、砂仁、大枣肉、吉林红参。

制法和服法:研末,炼蜜为丸,每次 6g,每日 2 次,连服 3 个月为一疗程,月经期停服。

如属不可避免流产,应及早设法助其排出,方药可用四物汤加味:当归 15 克、川芎 9 克、赤芍 12 克、生地 25 克、牛膝 20 克、益母草 30 克、枳壳 12 克。

如属死胎,可用脱花煎加芒硝:当归 25 克、肉桂 3 克、川芎 9 克、川牛膝 15 克、芒硝 15 克(后下)、车前子 9 克、红花 3 克,以助其速下。

加减法:气虚者加黄芪 25～30g,阴虚者加熟地 15～20g。

至于有些无明显停经史便流产的,中医学称为暗产,往往为患者所不觉,误以为月经不调或偶然月经过多所致。叶天士《女科证治·暗产须知》说:"惟一月堕胎,人皆不知有胎,但谓不孕,不知其已受孕而堕也。"《景岳全书》也说:"……朔日孕而望日产矣,随孕随产,本无形迹,盖明产者胎已成形,小产必觉,暗产者胎仍似水,直溜何知。"当然,这种早期流产,现在可以通过对排出组织物检查来确诊,但还是容易为人所忽略,而要认真对待。

流产的预防,必须注意妊娠期保健,应包括以下几个方面:

(1) 孕后禁止房事,以免扰动子宫,影响冲任;

(2) 勿过度用力劳动;

(3) 勿坐盆洗浴;

(4) 避免七情过度,特别不可暴怒;

(5) 不宜过食寒凉、辛热、泻下等品,犯胎之物,尤应避免;

(6) 避免跌仆闪挫。

4. 小结

(1) 胎孕之形成,主要在于先天的肾气,而长养胎儿又赖母体后天脾胃生化的气血所滋养,故安胎应以补肾健脾、益气养血为主,并结合孕妇体质的寒热虚实,适当加以用药。如出现阴道流血者,应加止血药,以荆芥炭或棕炭较好。

(2) 补肾安胎的药物,以菟丝子为首选,应作为主药而加以重用。《本草正义》说:"菟丝子多脂微辛,阴中有阳,守而能走,与其他滋阴诸药之偏于腻者绝异。"《食鉴本草》谓其能"益体添精,悦颜色,黑须发。"它对于安胎和去面部黯斑,效果是比较理想的。补气健脾药中,党参是首选之品,《本草正义》谓其"健脾而不燥,养血而不滋腻,能鼓舞清阳,振动中气而无刚燥之弊。"故菟丝子、党参二味,应列为首选药物加以重用,必要时可适当再加用吉林红参。

(3) 补血之药,则以熟地、阿胶、桑寄生、枸杞子为佳,且有滋肾安胎作用,不宜用当归、川芎等辛温"走而不守"之品,特别是在有阴道流血期间,更应禁用,用之往往增加出血量。

(4) 习惯性流产者,由于流产三次以上,不仅肾气不固,而且损伤气血,故要在下次妊娠前进行调理,使身体健壮后,再行受孕,可免再出现先兆流产或流产之弊。

(5) 至于不可避免流产及过期流产,则应及时助其排出,以免流血过多,影响母体。

(6) 为了避免引起先兆流产,孕后必须避免房事,这是甚为重要的,中医学对于"节欲以防病"极为重视,尤以妊娠期间为然。

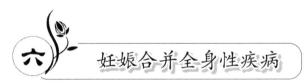

六　妊娠合并全身性疾病

妊娠是一个特殊的生理过程。由于妊娠期母体的改变,可出现恶心、食欲异常、疲倦思睡等早孕反应。妊娠期间可发生一些特有的疾病,如妊娠早期的恶阻、胎漏、胎动不安等;妊娠中期的子晕、子肿、子痫,甚或胎死腹中等。这些是与妊娠直接有关的疾病。此外,妊娠期也较易合并某些全身性疾病,这些病症亦可能影响到正常妊娠的进行。诊疗时既要注意全身病,也要考虑其与妊娠的关系,即及时治疗全身病的同时,尽量使之不影响胎儿的生长发育,使母体与胎儿均健康,这是诊治孕妇疾病的要点之一。

无论是否妇科医生,都应该了解妊娠期常见的几种内科、外科合并症的诊疗要点:

(一)子淋

子淋,即妊娠合并泌尿系感染,这是最常见者。《诸病源候论·妊娠患子淋候》云:"淋者,肾虚膀胱热也。肾虚不能制水,则小便数也。膀胱热则水行涩,涩而且数,淋漓不宣。妊娠之人,胞系于肾,肾患虚热成淋,故谓子淋也。"胞络者系于肾,孕后赖气以系胎、载胎,肾又与膀胱相为表里,而膀胱在胞宫之前,胞宫增大压迫膀胱,影响膀胱之气化,故容易引起尿频、尿急。由于此时肾气要重点维系胎元,故对膀胱气化之功能便受到影响,御外能力下降,易感染外邪,故曰肾虚;泌尿系受感染发炎,则小便频数淋漓,甚或黄赤热痛,故曰膀胱热。由于本病发生于妊娠期间,故称子淋,以别于平常之泌尿系感染。子淋之甚者,可出现尿血及腰痛,这以现代所称之妊娠合并肾盂肾炎者多见。

妊娠期前阴出血,应鉴别是阴道出血还是尿道出血,前者应警惕先兆流产,后者为泌尿系感染。《医宗金鉴·妇科心法要诀》云:"尿血出自溺孔,胎漏出自人门",这是需要检查加以鉴别的。

本病治法以清热益阴通淋为主,一般可用导赤散合六一散加减。虚者可用知柏地黄汤加减;气虚者可加入黄芪以益气。但不宜用生苡仁、防己等对胎儿有影响之利尿药。

(二)妊娠心痛

妊娠心痛,指孕妇时觉胸部闷痛或突发剧痛,乃妊娠合并心脏病的临床表现。《诸病源候论·妊娠心痛候》云:"夫心痛,多是风邪痰饮,乘心之经络,邪气搏于正气,交结而痛也。若伤心正经而痛者,为真心痛。心为神,统领诸脏,不可受邪,邪若伤之,朝发夕死,夕发朝死。若伤心支别络而痛者,则乍间乍盛,休作有时。妊娠之人,感其甚者痛不已,气乘胞络,伤损子脏,则令胎动。"各种类型心脏病的育龄妇女,怀孕之后,由于循环血量增大,心脏的负担也加重,容易导致心功能不全,而引起各种严重的后果。阎纯玺《胎产心法》说:"妊娠心腹急痛,烦闷面青,冷汗气绝,血下不止,其胎上冲者,不可治也。"这主要是原有心脏病的孕妇,孕后心脏不胜负担而发生心力衰竭或血管栓塞、心肌缺血等危候。故凡有较严重心脏病的妇女,都不宜妊娠。如避孕失败,亦应及早终止妊娠,最好在孕12周内行人工流产。因为胎儿愈大,孕妇的心脏负担愈重,风险愈大。若心脏病的病情较轻,心功能为Ⅰ级或Ⅱ级,无其他并发症者,尚可负担妊娠,但亦要密切观察。

有妊娠心痛的孕妇宜多休息,避免情绪激动,少进盐味及肥腻,以多食鱼类为佳。治之以益气养血为主,佐以活血,可用归脾丸加减。有痰者,可用陈夏六君子汤化裁。间有轻微心绞痛现象者,可用高丽参、田七等分为末,每次冲服1.5g,每日3次。

(三)感染时气

时气,指四时不正之气,往往引起感冒发热等病证。《诸病源候论·妊娠时气候》云:"四时之间,忽有非节之气,……一气之至,无人不伤,长少虽殊,病皆相似者,多夹于毒,言此时普行此气,故云时气也。妊娠遇之,重者伤胎也。"此处所言,包括伤寒、温病、瘟疫等各种外感病,亦应包括现今所谓流行性感冒在内。时气致病,应按伤寒、温病的辨证规律以施治。若孕妇感染时气,主要是及早治疗,避免应用犯胎之方药,并尽可能注意护胎。因一些细菌或病毒所引起的感染可影响胎儿的正常发育,也容易导致流产,故必须尽早处理,以免病邪蔓延、炽盛而致伤胎。

(四)妊娠水气

妊娠水气是指妊娠期间面目肢体浮肿,日久不消。如妊娠合并慢性肾炎之水肿胀满。本病与肾、脾等脏腑关系密切。《诸病源候论·妊娠胎间水气子满体肿候》云:"胎间水气子满体肿者,此由脾胃虚弱,脏腑之间有停水而挟以胎妊故也。……脾胃主身之肌肉,故气虚弱,肌肉则虚,水气流溢于肌,故令体肿,水渍于胞,则令胎坏。……若初妊而肿者,是水气过多,儿未成具,故坏胎也。"又《济阴纲目·胎水肿满》云:"妊娠肿满,由脏气本弱,因妊重虚,土不克水,血散于四肢,遂致腹胀,手足面目皆浮肿,小便秘涩。"

正常孕妇在妊娠中、后期,由于胎体长大,影响下肢血液回流,可引起足部浮肿,一般在平卧休息后多可减轻,产后亦能自消。若原有肾炎史或肾功能不全,则可在妊娠期加重,容易引起全身浮肿,甚或导致肾衰竭,是一种严重的疾患,应特别注意诊察。正常妊娠仅可见足部水肿。若渐向上蔓延,或伴有蛋白尿、高血压,则为妊娠特有的子肿病,甚者可发展为子晕、子痫。而妊娠水气则多有慢性肾炎病史,水肿始于面目,尿常规检查有红细胞、白细胞、蛋白或管形等,也可伴有高血压、贫血等。

妊娠水气的治疗原则以健理脾肾为主,佐以行气利湿,可用全生白术散加减,其中白术应重用。寒邪气滞者可加乌药;气虚者宜加黄芪;若属肾阳虚致小便不利而浮肿者,可用金匮肾气汤,但应按原文用桂枝,不宜用肉桂,附子用量宜轻,可用 6g 左右,且要久煎,取其助阳而不伤胎也。

若出现肾功能损害或氮质血症,危及母儿生命,则宜终止妊娠,以策安全。

(五) 妊娠贫血

妊娠以后,需要血以养胎,若妊娠后由于纳食不足,且血液稀释,导致低血红蛋白,可发生缺铁性贫血,甚者引起胎死腹中、早产、贫血性心脏病,或分娩时大出血等。《诸病源候论·妊娠胎痿燥候》云:"胎之在胞,血气资养,若血气虚损,胞脏冷者,胎则翳燥萎伏不长,其状儿在胎都不转动,日月虽满,亦不能生,是其候也是。而胎在内萎燥,其胎多死。"

贫血是妊娠期常见的一种合并症,尤以妊娠恶阻或产育过多之妇女为多见。由于脾肾虚衰,生化之源不足,因而导致血虚者,实为常见。此等孕妇,往往出现头晕心悸,神疲乏力,身体羸弱,面色苍白,舌淡脉细弱等。贫血之孕妇,其胎儿的正常发育可受到影响,故须适当加以调补。《金匮要略·妇人妊娠脉证并治》云:"妇人妊娠,宜常服当归散。"当归散有当归、川芎、芍药以养血,白术以健脾,黄芩以清热和阴。针对孕妇易于血虚,故曰"宜常服",为预防妊娠合并贫血症而设也。此外,亦可常服归脾丸或当归补血汤,或常服桑寄生红枣鸡蛋茶亦佳。

(六) 妊娠合并阑尾炎

妊娠合并阑尾炎,《妇人大全良方》称为孕痈。薛立斋解释云:"孕痛,即是腹内患痛。"由于妊娠后子宫增大,可使阑尾位置改变,如平素有慢性阑尾炎者,至妊娠中期容易引致急性发作,而出现下腹部急剧疼痛,可以引起宫缩,使发生流产或早产。因妊娠期阑尾炎病情发展较快。如误诊或漏诊,以致阑尾穿孔者,对孕妇及胎儿危险性极大,临证时应注意。如诊治及时,症状尚轻,未化脓者,可用乌药一味 15g 左右煎水以行气止痛,或用牡丹皮汤(自拟方:丹皮、冬瓜仁、败酱草、瓜蒌仁、蒲公英、太子参、枳实、车前草)以清解之。

妊娠合并症的病种颇多,除上述几种以外,如合并结核病、糖尿病、胃肠病等亦所常见。一般可按该病的常法治之。总以及早诊治全身病,以免影响胎儿的正常发育为要。

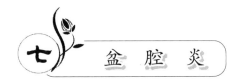

七　盆　腔　炎

盆腔炎,指女性盆腔内的生殖器官及其周围的结缔组织、盆腔腹膜发生炎症,包括子宫内膜炎、子宫肌炎、输卵管炎、卵巢炎、盆腔结缔组织炎及盆腔腹膜炎等。此乃妇科常见病。以下腹疼痛和带下增多为主症。但中医古籍无此病名,一般按带下病论治。古人有"经病疼痛"之论述,与此病颇为类似。《济阴纲目·论经病疼痛》引戴氏之言曰:"经水来而腹痛者,经水不来而腹亦痛者,皆血之不调故也。……痛之因众,尤宜详审"。这说明与月经来时才腹痛之痛经有别。盆腔炎之特点是非行经期下腹部经常疼痛,但与月经亦有一定的联系。故称为"经病疼痛"。

引起盆腔炎的原因主要是月经期、产褥期、流产后(包括人工流产)或盆腔手术后细菌感染。可分为急性和慢性两种类型。由于女性内生殖器官互相贯通,密切关联,感染后不仅局限于某一组织局部,往往波及其相邻的组织器官。临床表现可因炎症的轻重及范围大小而有所不同。急性或亚急性盆腔炎除下腹部疼痛、腹胀及伴有腰酸外,可发生高热,寒战,头痛,口干口苦,食欲不振,恶心呕吐,腹泻,尿频尿痛或排尿困难,带下增多而黄稠,甚或如脓样或赤带,舌红苔黄厚腻,脉弦滑数等一派湿毒或热毒证候。若炎症迁延日久，未能彻底治愈，则仅觉下腹隐痛或胀痛，长期反复发作，经前及行经期腹痛加剧，经色紫黯有血块，与痛经相似，经净后下腹部仍隐痛胀痛不已，或引起月经失调，带下异常，不孕等。若遇诱发因素，如劳累或邻近器官的炎症蔓延，便可引起盆腔炎再次发作，又出现上述急性盆腔炎的表现。

（一）急性盆腔炎

病因病机：经期不节房事、产后或术后感染邪毒，主要是生殖道的上行性感染。外邪直中胞宫、胞中，热入血室，邪与血相搏结，血分蕴热，或热毒、湿毒蕴结。

主要证候：突然发病，发热，中等热或高热，恶寒或寒战，头痛或头重如裹，下腹胀痛而拒按，按之益甚，压痛点多在耻骨联合上缘两侧为明显，可有反跳痛，肠鸣音减弱或消失，腰酸坠痛，带下量增多，色黄、质稠、有臭秽气。月经提前或量多，色深红和黯红，质稠浓。伴烦躁、口干渴，尿黄或尿痛、大便干结等证。舌红、苔黄厚腻，脉滑数而弦。

治法：清热化湿，活血行气。

方药：盆炎清热汤（自拟方）。

金银花 蒲公英 败酱草 绵茵陈 黄柏 栀子 丹皮 乌药 桃仁 丹参 车前草 延胡索

加减运用：高热者，加青蒿、白薇；有寒战者，再加防风。月经量多者，加益母草、蒲黄；带下脓样，或盆腔脓肿者，加冬瓜仁、薏苡仁；大便干结者，加生地、大黄；腹胀严重者，加广木香、大腹皮；尿涩痛者，加滑石、甘草梢。

外敷：四黄散（大黄 30 克、黄柏 30 克、黄芩 30 克、黄连 15 克、泽兰叶 30 克、冰片 3 克，共研末），以开水、蜂蜜各半调匀，或用鸡蛋清调匀，用纱布包裹敷下腹部，每天换药一次。

（二）慢性盆腔炎

急性盆腔炎如没有彻底治愈，或感染初期症状不重，迁延日久，便转为慢性。可无明显症状，或有下腹部隐痛，呈钝痛，时作时止，劳则加重，带下增多，或因不孕就诊，妇科检查时才发现。由于病程较长，对身体的影响较大，盆腔黏连、输卵管阻塞等可导致不孕。

1. 气滞血瘀证

主要证候：小腹或少腹经常疼痛，经前乳房胀痛、腹痛较为明显，经色黯红有血块，平时烦躁易怒，胸胁胀满，喜太息，或有嗳气，胃纳欠佳，带下增多，色白或黄，质黏稠。舌色黯红，苔白，脉弦涩沉。

治法：行气活血，祛瘀止痛。

方药：膈下逐瘀汤（《医林改错》）。

乌药 枳壳 香附 延胡索 赤芍 丹皮 桃仁 五灵脂 川芎 当归 甘草

加减运用：平素体质燥热且经量多者，去当归，改用丹参，丹参味苦微寒，能活血祛瘀、清热除烦，兼有抗菌及扩张血管之作用。如肝气郁结明显者，可选加郁金、素馨花，以疏肝止痛。大便不畅者，枳壳改枳实或槟榔，以加强行气通便作用。

2. 瘀结成癥证

主要证候：少腹一侧或双侧疼痛，妇检扪之有硬块，压痛，拒按。带下或白或黄，大便干结不畅。唇舌黯红或有瘀斑点，脉沉弦。

治法：活血化瘀，散结软坚。

方药：桂枝茯苓丸（《金匮要略》）加莪术、牡蛎、海藻。

桂枝 茯苓 桃仁 赤芍 丹皮

亦可用《金匮要略》之大黄䗪虫丸（大黄、生地、桃仁、杏仁、白芍、甘草、黄芩、䗪虫、水蛭、蛴螬、虻虫、干漆）。

盆腔炎日久，瘀阻胞中，结成包块，发为癥瘕。一般预后良好。但要注意与卵巢肿瘤鉴别。

3. 气虚寒湿证

主要证候：下腹冷痛，带下清稀，面色苍白，神疲体倦，畏寒肢冷，短气懒言，头晕目眩，口淡纳呆，大便溏薄，小便清长。舌淡、苔白，脉沉细弦弱。

治法：益气温经，散寒止痛。

方药：温经汤（《金匮要略》）。

吴茱萸 桂枝 人参 川芎 当归 白芍 半夏 生姜 炙甘草 阿胶 丹皮 麦冬

加减运用：下腹冷痛明显者，去丹皮、阿胶，加艾叶、破故纸。短气懒言者，去丹皮，加黄芪。带下量多，清稀如水者，去丹皮、麦冬，加白芷、白术、茯苓。嗳气纳呆者，去阿胶、丹皮，加佛手10克、藿香10克。夜尿多者去丹皮、麦冬，加覆盆子、益智仁、乌药克。月经少者加熟地、砂仁。

盆腔炎日久不愈，耗损气血，寒从内生。可配合热敷，用双柏散水蜜调敷下腹部疼痛处或脐部，有绷带固定，每天换药一次。此外，亦可用毛冬青煎液作保留灌肠，每天1次，以7次为一疗程。

治疗盆腔炎中药疗效较好，急性期如能用大剂量清热解毒药，一般8、9天可达消炎退热作用，必要时可每天服药两剂，效力较快。慢性者以2、3个月经周期为一疗程，但须分型辨证用药，才易显效。这是中医的特色，不能只辨病而不辨证。

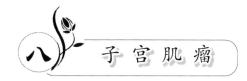

八 子宫肌瘤

1. 子宫肌瘤的概念

子宫肌瘤又称子宫平滑肌瘤。是女性生殖器官最常见的一种良性肿瘤，多发生于30～45岁。如肌瘤的体积细小，生长在子宫浆膜下或肌壁间，可没有临床症状而不易被发现；若肿瘤生长于宫腔的黏膜下，或肌壁间肌瘤增大，影响到子宫内膜，可出现月经过多、月经延长，或有下腹疼痛、压迫感，或带下增多，不孕等。若长期经血过多，可有继发性贫血，而见头晕、疲乏、心悸、面色苍黄、四肢不温、怕冷等症状。

中医过去没有子宫肌瘤的病名。若瘤体较大，于腹壁可扪及者，则归在癥瘕范畴。如果肿瘤体积较小，生长在子宫肌层内或黏膜下，影响月经，引起月经过多或延长，则往往按月经病论治。当今诊断手段较多，除根据临床证候外，可利用妇检、B超、宫腔镜、腹腔镜等进行观察，对小型的子宫肌瘤，亦可发现，有利于早期诊断、早期治疗。

2. 病因病机

子宫肌瘤属于癥瘕的范畴。主要病机是气滞血瘀或痰湿壅聚。

妇女因各种原因血气运行不畅,瘀结胞宫,形成肿块;或素体气弱,不能运化水湿,水聚成痰,痰湿壅阻冲任,结于胞宫而成肿块。瘀血与痰湿均属有形之实邪,但所以导致这种邪气之凝聚,往往由于素体有所不足,如肝郁或脾虚等,而肿瘤导致月经过多,亦可致气血虚弱。故病程较长者,每呈虚实夹杂。

3. 辨证论治

肿瘤属于器质性病变。为痰、瘀蕴结之证。治法上既要行气活血,化瘀消癥;或祛痰燥湿,软坚散结,以治其标;也要益气养血,健脾化湿等补法以固其本。总宜攻补兼施,适当运用。

但究竟是先攻后补、还是先补后攻?是峻攻少补,还是重补缓攻?抑或攻补兼施?则需根据患者的体质情况及痰瘀的孰轻孰重,由医者临证时权衡决定了。

中医诊治疾病,均以辨证施治为主。对子宫肌瘤亦应按患者气血之虚实,瘀血痰湿壅聚的情况进行分型辨治,可收到较好之效果。

（1）气滞血瘀证

主要证候:宿有癥瘕,月经量多,经色紫黯而夹有血块,或月经延长,经前或行经期下腹胀坠或疼痛,腰骶或肛门呈压迫重坠感,舌色黯红或有瘀斑,脉沉弦或沉弦细弱。

本证型为实证。可有下腹疼痛或下坠,与子宫内膜异位症之痛经症状相似,但不以痛经为主,而以月经过多为重点,月经仍有一定之周期,此与崩漏之周期紊乱者有别。由于患者每次月经出血量增多,迁延日久,可导致贫血。若不及时治疗,往往由于长期月经过多,可伴有头晕、心悸、短气、面黄肌瘦或虚浮等血虚证候。

出血期间,治宜化瘀止血,佐以酸收软坚。用化瘀止血软坚汤(自拟方)。

组成:益母草 30~40 克、岗稔根 40 克、桃仁 12 克、海藻 20 克、川断 15 克、乌梅 10 克、荆芥炭 10 克、生牡蛎 20 克、珍珠母 20 克、制首乌 30 克、橘核 15 克。

非月经期则治宜化瘀消癥,佐以益气养血。用化瘀消癥汤(自拟方)。

组成:桃仁 15 克、橘核 15 克、乌药 15 克、海藻 20 克、三棱 10 克、莪术 10 克、生牡蛎 20 克、珍珠母 20 克、党参 20 克、桑寄生 30 克、制首乌 30、山楂子 15 克。

（2）痰湿结聚证

主要证候:宿有癥瘕,月经色淡红,质黏,或夹有小血块,或淋漓延长,下腹重坠,形体虚胖,口淡纳呆,呕恶,疲倦乏力,腰酸,舌淡胖,苔白润或厚腻,脉沉细缓滑。

本证型多由素体脾虚气弱,不能正常运化水湿,湿聚成痰,痰湿结聚胞宫,与血相搏,形成肿块。

治宜健脾益气,温化痰湿,佐以软坚。用燥湿化痰散结汤（自拟方）。

组成:苍术 9 克、白术 15 克、橘核 15 克、乌药 15 克、桃仁 15 克、法夏 15 克、陈皮 6 克、茯苓 20 克、黄芪 30 克、生牡蛎 20 克、珍珠母 20克、胆南星 9 克。

4. 小结

本病乃慢性器质性病变。从病的本质来说,癥瘕乃属实证,治应消散,用攻法。但肌瘤引起月经过多或经期延长,阴血耗伤,则有虚象。从标本而言,癥瘕为病之本,出血过多为病之标。治法上应先控制其标证,减少出血之耗损为先,进而消散其癥瘕。因此,癥瘕之治,不宜骤攻,只可缓图。必须注意攻补兼施,并按月经周期有规律地进行。若一味攻坚消癥,则恐经血更多,损伤阴血;倘只图固补,则癥瘕不散,甚至日益增大,反过来经血更多,病情更重。此标本缓急不能不细加考虑。

采用药物非手术疗法,一般以 3 个月为一疗程。中药治疗在控制经量方面收效较捷;若要控制肿瘤的生长,往往要坚持 2～3 个疗程才可收到一定疗效。若肌瘤迅速增大,或发生变性,则应及时手术处理。

辨证用汤药调治,患者多感不便,每不能坚持服药,因而达不到预期效果。可使用中成药,如桂枝茯苓丸、大黄䗪虫丸等,我院制剂"橘荔散结丸"是我多年的验方,曾随机应用于 150 病例,均于药前、药后作过妇检及 B 超等检查,痊愈者 18 例,其经量及周期正常,子宫明显

75

缩小近正常,无肌瘤结节;有效者 111 例,经量减少 30％以上,子宫缩小或无继续增大;无效者 21 例,症状无改善,子宫继续增大。总有效率为 80％。颇受患者欢迎。

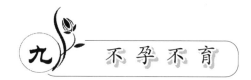

九　不孕不育

1. 不孕不育症的概念

凡育龄夫妇同居 2 年以上,无避孕而从未孕育者,为原发性不孕;若曾经孕育(包括足月分娩或流产、宫外孕),以后又 2 年以上无避孕而不再孕育者,为继发性不孕。

不孕不育,与夫妇双方都有关系。《格致余论·受胎论》云:"男不可为父,得阳道之亏者也;女不可为母,得阴道之塞者也。"这概括了不孕与夫妇双方有关。在丈夫方面,主要由于肾精亏损而不正常;妇女方面,主要由于排卵不正常或输卵管阻塞。据了解,不孕在于女方原因的约占 40％,在于男方原因的约 30％,双方均有部分原因者,约 25％。

孕育之机,需要男女生殖之精健旺,并适时相合,胎孕乃成。《黄帝内经》云:"两神相搏,合而成形。""两精相搏谓之神。"后世医著谓"男精壮而女经调,有子之道也。"均明确指出孕育与男女双方有关。对男子的精液检查,每次排出量应不少于 2.5ml,每毫升精子数不少于 6000 万,精子的活动率不低于 60％,液化时间不超过半小时,异形精子不超过 20％,精液中不应有红细胞、白细胞或脓球。体内不应存在有抗精子抗体等。而在功能方面不应有阳痿、早泄、不射精等情况。女子方面应有按期排卵,同时输卵管要畅通。各种生殖道炎症、肿瘤或子宫内膜异位症等均可影响胞脉、胞络而引起孕育问题。这是男精壮、女经调,男子阳道不亏、女子阴道不塞的具体意义和要求。因此,不孕夫妇必须双方进行检查,明确原因所在,辨病与辨证结合,有针对性地进行调治。

受孕是有一定时机的,《女科经纶》引袁了凡之言曰:"凡妇人一月经行一度,必有一日细缊之候,此的候也,……顺而施之,则成胎矣。"细缊之候,即排卵期。《妇科玉尺》更指出细缊之候"一月止有一日,一日止有一时"。排卵期一般在两次月经之间,在排卵期行房事,方易受孕。过此期间,精子不能与卵子结合,便失孕育之机。

一对夫妇能生养一个孩子,可为家庭带来幸福与乐趣,故对于不孕的患者,应给予综合的全面诊治。

2. 病因病机与检查

(1) 女性不孕的病因病机

1) 先天禀赋不足:先天生理缺陷可导致不孕。古人归纳为"五不女",即螺、纹、鼓、角、脉。螺,指阴道如螺旋形;纹,指阴道极度狭小;鼓,指玉门无孔,坚厚如鼓皮;角,指阴核特大,如角状;脉,指原发性闭经。

2) 后天病理变化:古籍中有"十病"之说。即:胞冷、脾胃寒、带脉急、肝气郁、痰气盛、相火旺、肾气衰、任督病、膀胱气化不行、气血虚不能摄等。基本概括了不孕的主要病机。

3) 病史与检查:

病史方面,常有月经过少、月经过多、月经先后无定期、崩漏、闭经、痛经、经间期出血、带下病、经病疼痛、癥瘕痞块等。

妇科检查,尤其要注意子宫发育不良、子宫畸形、子宫肌瘤等情况。

辅助检查方面,要检查排卵情况、输卵管是否通畅等。无排卵者,要注意检查是否多囊性卵巢综合征。还要检查是否有卵巢囊肿、滴虫性阴道炎、真菌性阴道炎等。

(2) 男性不育的病因病机

1) 先天禀赋不足:男性先天发育异常或功能障碍,古人有"五不男"之记载。即:天、漏、犍、怯、变。天,即天宦,是先天性睾丸发育不全;漏,即漏精滑泄;犍,即外肾缺如,可能是隐睾;怯,即阳事不举;变,即阴阳人。

2) 后天病理变化:古人谓有"六病",即精寒、气衰、痰多、相火旺、精少、气郁。

77

3）病史与检查：

病史方面,要注意有无阳痿、早泄、滑精、性欲淡漠或性交时不射精等。

生殖器官检查可有阳具发育不良、睾丸过小、隐睾、包皮过长、精索静脉曲张等。

精液检查要注意精子数量、活动率与活动力、正常与异常精子的比例、液化时间、红细胞及白细胞数量等。如无精子,应做睾丸活检。

3. 辨证论治

（1）女性不孕症

女子不孕,首重调经。经调而后子嗣。月经不正常往往是排卵不正常或无排卵的反映。故有谓"男精壮而女经调,有子之道也。"

此外,若长期带下异常,往往是阴道炎、盆腔炎等表现,也须加以调治。

若经、带均正常,则需根据检查情况分析不孕原因,并结合体质情况进行调摄,还要配合情志疏导,进行心理治疗,方易奏效。

1）肾虚:肾藏生殖之精,肾气亏损,则生殖之精不健,天癸不能按期而至。或未能定期排卵,或黄体功能不全,自不能摄精成孕。

主要证候:婚后不孕,可有月经失调,如月经稀发、量少、色淡、质稀、或闭经等。伴有头晕、疲乏、腰酸、膝软、腹冷,面有黯斑,眼眶黯黑,性欲淡漠,舌淡黯,苔薄白,脉沉细尺弱等。

辅助检查可见子宫发育不良、第二性征较差,基础体温单相或不典型双相,或抗精子抗体阳性等。

治宜调补肾阴肾阳,在经后期以养血益阴为主,可用佛手散（当归、川芎）合左归饮（熟地、山萸肉、杞子、怀山、炙甘草、茯苓）加减。

到排卵期之前几天,可选加党参、仙灵脾、菟丝、巴戟、附子等助阳之品,以促排卵。若黄体不健者,可加入菟丝子、红枣、肉苁蓉之类。若抗精子抗体阳性者,宜以补肾健脾益气活血为主,以调节人体免疫功能,抑制其抗体。

若双方检查均未发现异常而不孕者,一般仍可按肾虚不孕的原则予以调治,坚持一段时期,多能取效。

2）气滞血瘀:情志不舒,肝气郁结,气机运行不畅,气滞则血滞。血液浓、黏、凝、聚,形成血瘀而胞脉运行不畅,冲任不通盛,因而不能摄精成孕。

主要证候:婚后不孕或流产后不再受孕,可有月经失调、痛经、或经病疼痛之疾。平时小腹疼痛,带下增多;或行经时下腹剧痛,肛门坠胀,血块多,经色紫黯,量多,或经期延长,经前乳房胀痛等。舌色黯红或有瘀斑点,脉沉弦。

瘀滞有寒、热之分,寒滞者经色淡黯而质稀,夹有小血块,伴下腹寒冷,口淡。平时带下清稀,舌淡苔,脉沉弦迟缓;瘀热者经色深红而质稠,量多,伴烦躁,大便干结,舌色深红紫黯,脉沉弦有力或兼数。本类型之不孕,多数属于西医所称之子宫内膜异位症、慢性盆腔炎、输卵管不通、子宫肌瘤等。其病机均属气滞血瘀,治疗原则总以活血化瘀或兼行气散结。

寒凝致瘀者,须温经散寒以化瘀,可用少腹逐瘀汤为主(《医林改错》干姜、桂枝、小茴香、川芎、当归、赤芍、延胡索、蒲黄、五灵脂、没药)。原著方后云:"种子如神,每经初之日吃起,一连5付,不过4月必成胎。"这是针对寒凝血瘀的不孕。若寒邪已去,瘀阻既除,则慢性之炎症得消,输卵管恢复通畅,或子宫内膜异位已散,便有妊娠之机会。

瘀热者宜清热以散瘀,可用丹栀逍遥散合金铃子散去白术加桃仁、丹参、青皮、郁金等,以4个月为一疗程。一般要1~3个疗程。

3)痰湿内阻:病机主要为脾肾气虚,内蕴痰湿,乃虚实夹杂之证。气虚则不能运化水湿,聚液成痰,痰湿内阻,又阻碍气机之运行,形成一种恶性循环,互为因果。

主要证候:婚后不孕,形体肥胖,或肌肉松弛,面色苍白晦黄,多有月经失调,如后期、先后不定期等。伴有短气、疲倦、多汗、纳呆、口淡、便溏等。其临床上除上述证候外,往往还有带下增多,或肢体多毛。舌淡胖苔白腻,脉沉细缓滑。

辅助检查可见卵巢增大,或呈多囊性卵巢,排卵不正常,甚或无排卵,因而月经失常、难于受孕。

治宜理气活血以化痰湿,可用苍附导痰丸(《叶天士女科诊治秘方》茯苓、半夏、陈皮、苍术、香附、南星、枳壳、神曲、生姜、甘草),合佛手散(《普济本事方》川芎、当归),加黄芪、破故纸、桃仁,以攻补兼施,

79

助其卵子之顺利排出。

（2）男性不育症

1）肾阳虚：

主要证候：可见阳痿、性欲淡漠、早泄，精液清冷，龟头寒等，伴神疲体倦，面色苍黄，腰酸膝冷，小便清长，夜尿频多，舌淡苔白，脉沉迟细弱或兼弦紧，尺脉尤弱。

精液检查示精子数目少，或活动率低。

治宜温肾壮阳，可用生精赞育丹（《景岳全书》熟地、巴戟、肉苁蓉、仙灵脾、蛇床子、白术、枸杞子、山萸肉、杜仲、当归、熟附子、肉桂、仙茅、韭子）。根据症状加减化裁。早泄者可重加金樱子、龙骨、牡蛎，以增强敛涩之效。精子数目少者，加菟丝子、鹿角胶。活力低者，重加党参、黄芪以补气，并每天炖服吉林红参或高丽参，以一个月为一疗程。溲清长夜尿多者加覆盆子、桑螵蛸、益智仁、乌药以固摄肾气。

2）肾阴虚：

主要证候：性欲可正常或亢进，或早泄，或不射精，或精液少，精液检查可见精子数目少，或畸形率高，或液化时间延长，甚或不液化。伴有口干烦躁、腰膝酸疼，舌尖边稍红，少苔或无苔，脉细弦。

治宜滋肾养阴，可用左归饮（《景岳全书》）：熟地、山萸肉，怀山、杞子、茯苓，炙甘草；或左归丸：熟地、山萸肉、怀山、杞子、牛膝、菟丝子、鹿胶、龟胶。

随症加减：液化时间长或畸形率过高者，宜着重养阴或清热养阴，可用六味地黄汤或知柏地黄汤，或一阴煎（《景岳全书》生地、熟地、芍药，麦冬、丹参、牛膝、甘草）；同房时不射精，但有梦遗者，多兼有精神紧张，以致肝气郁结，除养育肝阴外，宜佐以解郁之品，可于一阴煎加入柴胡、郁金、白芍、香附、王不留行、路路通之类。在药液中可兑入0.2克之麝香，以助通窍走窜之功。同时，要进行心理治疗，从思想上消除因其过去不射精而形成的条件反射。若相火过旺，阳强不倒而不射精者，宜于一阴煎中加入知母、黄柏、栀子等泻火之品，滋水而抑制其雷龙之火。

若经多次检查均无精子，应作睾丸活检以了解其造精能力，如检查睾丸曲细精管未见生精过程,则非药物治疗可奏效。

3) 湿热淋浊不育:肾与膀胱相为表里,尿道与精道均开窍于前阴,湿浊上犯,容易互相影响,故淋浊之病,足以影响生育。淋浊以湿热为多,前列腺炎亦属中医"淋浊"之范畴,此病有急慢性之分。

主要证候:急性发病者,尿频急、涩痛,尿黄,尿道灼热感,甚或尿血。伴发热或寒热交作。舌红,苔黄腻,脉滑数。

前列腺液检查时会有较多之红、白细胞,甚或脓球。

治宜清热利尿,可用萆薢渗湿汤(《疡科心得集》萆薢、薏苡仁、黄柏、滑石、丹皮、泽泻、通草、赤茯苓),加蒲公英、苦参、黄芩、栀子等,以清泻实热。

若治不及时或不彻底,往往转为慢性前列腺炎。此期可无若何痛苦,或仅有乳白色分泌物从尿道口排出。前列腺液检查,往往有白细胞多少不一(+~+++),而卵磷脂小体却减少(不足+++),检查时可见前列腺肿大或有压痛。由于炎症的影响,精子活动率下降。此类患者,因患病日久,每有气阴两损之象。治宜健脾、益气、养阴,佐以清利。可用六味地黄汤,以生地易熟地,加入牛膝、苦参。若有乳白色分泌物排出者,重加金樱子、龙骨、牡蛎。口干渴者,加太子参,花粉。大便干结者,去茯苓,加白芍、枳实。小便黄赤者,加六一散。前列腺炎症消除后,再按证调治。

4. 小结

不孕症病因较为复杂,临证时需细心诊察,并要夫妇双方做必要的检查,以了解其症结所在。

妇女不孕症着重调经,所谓"经调而后子嗣"。如月经的期、量、色、质均正常,且无痛经者,通常是有正常排卵之征,乃受孕的首要条件;其次要检查输卵管是否通畅。若均正常,则交接要适时。平时则宜节欲,所谓"寡欲多男",房事过多,则肾精过度耗损,尤其是男子,精气清冷,自难孕育。又有些极早期流产,即月经过期几天,已发生流产,往往误以为月经失调之月经后期,古书称为"暗产",所谓"朔日孕而望日产矣。"这往往是排卵期受孕以后,房事过多,纵欲不节所造成,此多为世人所忽略。

81

男子须令肾气旺盛,阴精充沛。《妇科玉尺》谓:"养精之法有五:一须寡欲,二须节劳,三须息怒,四须戒酒,五须甚味。"健康的生活方式,是孕育的重要条件。若"以酒为浆,以妄为常,醉以入房,以欲竭其精,以耗散其真",则难免耗损肾精、肾气、影响孕育。

不孕症可受精神心理所影响,房事之际,双方必须心情舒畅,互相协调,才易成孕,《妇人秘科·种子》云:"男女胥悦,阴阳交通而胚胎成矣。"男女双方强调交畅、胥悦,指出精神因素的重要性。若望子心切,精神紧张,反而影响受孕。常见一些多年不孕的妇女,领养一个孩子后,不久却受孕了,这是解除了精神紧张之效果。

"形不足者,温之以气,精不足者,补之以味"。饮食可以调节机体阴阳的平衡。对生殖也有重要的作用。生殖之精以血肉有情之品进行补益,较为有效。僧尼戒食肉类,亦是从降低性欲及生殖功能上着眼。此外,微量元素亦与生殖相关,日本有报道,铜与锰等微量元素对人的生育功能有十分重要的作用。我国也证实吃棉子油可以妨碍生育。食物与生殖的密切关系,值得注意和研究。

不孕症的治疗,并无定方。必须因人而施,辨证论治。《景岳全书·妇人规·子嗣类》云:"种子之方,本无定轨,因人而药,各有所宜,故凡寒者宜温,热者宜凉,滑者宜涩,虚者宜补,去其所偏,则阴阳和而生化著矣。"若置中医理论于不顾,妄以一方一药而概治不孕不育症,又岂能均有效哉?乃藉此以欺世盗名敛财者耳!

不孕乃慢性疾患,且一月只有一次受孕机会,宜耐心调治,静候佳期,不可急于求成。一般以三个周期为一个疗程。务令患者有思想准备,配合治疗。

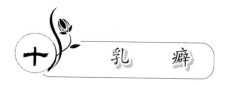

十　　乳　癖

1. 乳癖的概念

乳癖,又称乳核或乳粟。主要是指乳房内大小不一的结节,大者如丸卵,小者如粟粒,或只有一个,或多如串珠,或痛,或不痛,或推之可移,或固定不动,或边缘清楚,或凹凸不平,或硬或软,或两乳均有,或只见于一乳,或分布于乳之边缘上下,或散布于乳中。隋代《诸病源候论·乳中结核候》已有论及。

本病为妇女之常见病,多见于育龄期妇女,一般年少初发者较易消散,若中年以后发病,经久不愈者,须慎防恶变。中医认为本病与七情忧郁恼怒,影响肝气郁结、脾气壅滞,以致痰、瘀结聚于乳中有关。

乳癖相当于西医的乳腺囊性增生或乳腺纤维瘤。诊断时需与乳腺癌相鉴别。目前,乳腺疾病是归入外科范围。但中医妇科典籍多有论及乳病,乳房是第二性征,乃广义的生殖系统中一个重要组成部分,经、孕、产、乳有一定的联系,乳病患者亦经常就诊于妇科。在国外,许多教材都把乳房疾病归入妇产科范畴。

2. 病因病机

本病的临床表现,主要是乳房内有大小、多寡不一之肿块,于月经前期乳房胀痛时较为明显,经后症状会稍为缓解,但肿块仍然存在而不会消失,这与一般经前紧张证之单纯乳房胀痛者不同。初起时因可无任何症状,往往是洗澡时偶尔触及或体检时才被发现。舌质多黯红,苔白或黄,脉象多弦,或弦滑或弦细。

从脏腑经络与体表的关系来说,乳头属肝,乳房属胃。足阳明胃经贯乳中;足厥阴肝经上膈、布胸胁,绕乳头而行。此外,冲任二脉与乳房、乳头、乳内有密切的联系。脾与胃相为表里,足太阴脾经络胃上膈、布胸中而行于乳外侧。本病与肝、脾、胃的关系较大,故肝气郁结不舒或恼怒伤肝、或脾胃运化不健,痰、瘀之邪郁滞之乳络,致成肿块结节。又当月经未下泄、血脉未下行,冲气充盛而上逆,此际乳房胀痛明显,肿块更易触及。

3. 防治与治疗

防治之法,平时宜保持心情舒畅,切忌忧郁愤怒;经前宜疏导月经,使其调畅,以免气血壅滞,饮食以清淡为宜,忌服辛辣刺激之品,大小便务宜通畅,使运化之机畅利,以减免本病之发生。如已发现乳房有肿块,除注意上述生活及情绪之调摄外,应及早积极治疗。治法宜疏肝理气,散结软坚,兼化痰消瘀,可用乳腺散结汤(经验方)。

83

药物组成:柴胡、青皮、郁金、白芍、橘核、桃仁、浙贝、海藻、丹参、生牡蛎、麦芽、薏苡仁。

本方以柴胡、白芍、郁金舒肝解郁,青皮行气破气,海藻、橘核、浙贝祛痰散结,生牡蛎软坚,桃仁、丹参活血化瘀通经,麦芽导滞而消乳胀,薏苡仁清利小便而化肿块。据现代研究报道,薏苡仁有防治癌变之功。全方共济舒肝解郁、行气散结软坚、祛痰、化瘀的作用,对乳腺增生具有良好的效果。一般以三个周期为一个疗程,坚持服用,定可显效,尤以初起者效果较佳。

加减运用:如乳部疼痛明显者,白芍可用至 30 克,再加川芎 10克、素馨花 9 克(后下)。肿块较大者,加川楝子 10 克,风栗壳 15 克,制穿山甲 12 克。乳头有溢血者,加田七末 3 克,冲服,每日 2 至 3 次。肝热盛者,加炒栀子 12 克,丹皮 15 克。经量少者,加王不留行 20 克,当归 9 克。阴虚烦躁者,加玄参、麦冬各 15 克。大便干结或不畅通者,加生地 20 克,枳实 12 克。脾虚体弱者,加怀山、茯苓各 20 克,党参 15 克,以健脾益胃、增强机体的免疫能力。

乳腺增生属良性,恶变者不多。但中年以后,尤其是更年期前后发现乳房有较大之肿块,经治疗一段时间仍未见缩小好转者,应及时作必要的检查,以排除乳腺癌。若确诊为恶性,应及早作手术切除,术后可用中药随证调治,效果是比较好的。

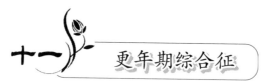

十一 更年期综合征

1. 更年期综合征的概念

更年期,指生理上一个特定的过渡时期,男女皆有,但以妇女较为明显,出现证候也以妇女为多,这与男女不同生理特征有关。妇女更年期,主要是指其生殖功能逐渐衰退而至消失的一段时期。《素问·上古天真论》指出:女子"七七,任脉虚,太冲脉衰少,天癸竭,地道不通,故形坏而无子也。"妇女一般到 49 岁左右,肾气渐虚,天癸趋于衰竭,月经也渐次断绝,则不再具有生殖能力。许多妇女在此期会出现头面烘热、多汗、烦躁、失眠、头晕、头痛、肢麻、怕冷、体痛、心神不宁、心悸等,绝经前亦可有月经先期、月经过多、崩漏,或月经先后不定期等。症状可三三两两出现。

中医古籍中,对此并无专病论述,在编写第二版《中医妇科学》教材时,为了突出妇科这一特定时期所出现的常见证候,定出了"经断前后诸证"的病名来加以研究,这是中医妇科学的发展。

2. 病因病机

妇女更年期综合征的病机主要在于肾阴阳之失调。可分为肾阴虚、肾阳虚和肾阴阳两虚,除肾虚以外,可兼见肝阴不足、肝气郁结、脾经虚损、心气虚弱、心阴不足等等,由于各人体质不同,见证颇为复杂。妇女生长发育的各个阶段,以肾气的盛衰为主导,女子七岁肾气盛;二七天癸至,任脉通,冲脉盛,月事以时下;三七肾气平均;七七肾气衰,冲、任脉衰少,天癸竭,月事断绝。"胞络者系于肾","经水出诸肾",肾主生殖,性功能为肾所主,49 岁左右,月经从定期来潮过渡到断绝不来;从有生殖能力过渡到没有生殖能力,肾气、天癸、冲脉、任脉从盛过渡到衰,这是很大的变化。如不能很好地自行调节以适应这种生理上的重大变化,便会发生阴阳不平衡,出现一些症状,其中轻、重、繁、简,可各不同。

3. 辨证论治

《景岳全书·妇人规》云:"妇人于四旬外经期将断之年,……当此之际,最宜防察。"此期最值得注意的是月经过多、崩漏,张氏谓此时"渐见阻隔,经期不至者,若果气血和平,素无他疾,此固渐止而然,无足虑也。若素多忧郁不调之患,而见过期阻隔,便有崩决之兆。"妇女更年期月经失调,最怕是出现崩漏,由于出血过多,容易导致贫血,严重影响健康,故《傅青主女科》立有"年老血崩"专节。年逾四旬,妇科肿瘤以及各种内科慢性病也容易发生。若阴道不规则出血、交接出血者,须注意宫颈癌、子宫内膜癌或子宫内膜不典型增生,应做病理检查。若经常头痛、心悸,要注意是否高血压、冠心病等。

更年期综合征的中医治法,关键是调补肾阴阳使之恢复相对的平衡。应根据寒、热、虚、实、脏、腑、阴、阳来整体辨治。

余曾与研究生开设妇女更年期专病门诊,根据临床经验,定出了两张基本处方进行病例观察,总结了两百多例,收到了较满意的效果。

(1) 肾阴虚

主要证候:烘热汗出,头晕眼花,心烦失眠,或伴有面红,头痛,耳鸣,心悸怔忡,肢麻,皮肤瘙痒,阴道干涩,小便频数,舌红或黯红,苔少,脉细或细弦。

这是临床上较常见的类型。由于经、产的损耗,妇女往往阴血偏虚,"有余于气,不足于血"。年届七七,肾气渐衰,精血不足,冲任俱虚,故肾阴之亏损较早出现,也较多见。

治宜滋肾养肝,调和阴阳。

方药可用左归饮合二至丸,加仙灵脾、龟甲、珍珠层粉。

经验方:生地 山萸萸 枸杞子 女贞子 山药 珍珠母 仙灵脾 鸡血藤 何首乌

加减运用:未绝经而经血多者,加益母草 30～40 克、阿胶 12 克,或艾叶 10 克、鹿角霜 15 克;抑郁、焦虑等肝郁证候明显者,加郁金 10～15 克、白芍 15 克、合欢皮 12 克;睡眠欠佳者,加酸枣仁 15～20 克、夜交藤 20 克;汗多者加浮小麦 30 克、生牡蛎 20 克;夜尿多者加覆盆子 15～20 克、益智仁 15 克、柏子仁 15 克;有潮热及口干者,加地骨皮 15～20 克、太子参 20 克;面额黯斑明显或眼眶黯黑者,加菟丝子 20 克、玉竹 15 克;血压增高者,加丹参、怀牛膝、杜仲、桑寄生各 20 克;大便干结者,加火麻仁 30 克、枳实 12 克。大便溏泄者,生地宜减量,加茯苓 20 克、白术 12 克。

(2) 肾阳虚

主要证候:形寒怕冷,神疲体倦,面色晦暗,或面目、下肢虚浮,手指肿胀,心悸怔忡,欲寐,下腹冷痛,腰膝酸软,食欲不振,月经量多,色淡,带下清稀,便溏,夜尿频多,舌淡胖,脉沉弱或迟缓。

治宜温肾健脾,益气固摄。

方药用右归丸合四君子汤。

加减运用:月经量多,经期去当归、肉桂,加续断 15 克、首乌 30 克;便溏者,去熟地;夜尿频数者,加覆盆子 15 克。

86

（3）肾阴阳两虚

主要证候：畏寒肢冷，面浮肢肿，神疲乏力，甚则精神萎靡，悲伤欲哭，时而潮热汗出，烦躁不安，或伴口淡，纳差，胸闷如堵，或大便溏薄，或夜尿频多，甚或尿失禁。舌淡黯，苔白或微黄厚腻，脉沉细。

此型多为阴损及阳，或素体气虚、阳虚，绝经期阳损及阴，出现肾阴阳俱虚之证。以绝经后妇女较多见。

治宜温阳壮水，调补脾肾。

基本方：熟地 枸杞子 破故纸 鸡血藤 制首乌 珍珠母 山药 仙灵脾 山茱萸

（4）心肾不交

主要证候：情绪低落，焦虑多疑，或悲伤欲哭，忧郁寡欢，心悸，惊惕不安，失眠，多梦，健忘，舌尖红，少苔，脉细数。

治宜滋养肾阴，宁心安神。

方药可用百合地黄汤合甘麦大枣汤，加仙灵脾、生龙齿。

加减运用：失眠明显者，加酸枣仁 15 克、五味子 10 克；烦热不得卧，口干口苦者，去仙灵脾，加麦冬 12 克；情志失常者，加合欢花 9 克、石菖蒲 10 克、磁石 30 克。

4. 小结

妇女以血为主，以血为用，血属阴。天癸是一种重要的阴精，促进人体的生长、发育与生殖。任脉主一身之阴，冲脉为血海，阴精衰少，从而导致月经断绝。更年期患者多见脉细而弦，舌质黯红少苔。我们对 228 例本病患者进行证型分析，属阴虚者占 75%，阴阳两虚者占 25%，可见肾阴不足为主要病机。这两个证型的方药为何均使用补阳药仙灵脾呢？根据中医"阳生阴长"之理，对于肾阴虚患者，在大队养阴药中少佐助阳之品，是取《景岳全书》所谓"善补阴者，必于阳中求阴，则阴得阳升而源泉不竭"之意。阴虚型方药中，仙灵脾仅用 6 克。而阳虚或阴阳两虚型中，仙灵脾用量为 9～12 克。在阴虚型方药中，以仙灵脾配伍甘咸寒之珍珠母，以镇摄浮阳，而珍珠母亦可抑制仙灵脾温热升浮之气，这是药物配伍上的妙用。根据现代药理研究，仙灵脾具有激素样作用。更年期妇女体内的性激素水平下降，使用补肾药

87

物可起到调整内分泌的作用。

本病的治疗原则以补肾为主，因妇女七七之年，任脉虚、太冲脉衰少，冲任之本在肾，补肾即所以调补冲任也。那时月经虽不再来潮，但二脉在体内仍须维持一定的作用，以保持机体的平衡，这对人体的健康，还是很重要的。

更年期综合征与精神情绪颇有关系，更年期妇女宜多参加室外运动和社会活动，心情要舒畅，精神要有所寄托，不要闲闷在家，过多忧虑自己的病。在药物治疗的同时，要辅以情志疏导，以配合调治，可收到事半功倍之效。此外，饮食宜清淡，避免温燥、辛辣、烟酒等刺激之品，这也是很重要的。

88

第三章
专题讲座

一 《黄帝内经》中的妇产科条文

我国古典医著《黄帝内经》论及与妇产科有关的内容达三十条,涉及解剖、生理、组织胚胎、病理、疾病、诊断、治法、方药等各方面,对后世妇产科学的发展具有深远的影响。学科的形成与发展,有源有流,《黄帝内经》这些条文可以说是中医妇产科之源头。《黄帝内经》主要是运用古代自然哲学的基本原理,结合人体的生理、病理,以探讨医学上的问题,是唯物的、辩证的,而且范围广泛,由于《素问》、《灵枢》并非出于一时一人之手,故往往分散而不集中。为了使有关妇产科的条文有所联系,有必要把它汇集起来,并加注释,这对于中医妇产科的研究,会有一定的帮助。

[原文] 脑、髓、骨、脉、胆、女子胞,此六者,地气之所生也,皆藏于阴而象于地,故藏而不泻,名曰奇恒之府。(《素问·五脏别论》)

阐释:我国古代是有过人体解剖的,正如《灵枢·经水》篇云:"八尺之士,皮肉在此,外可切循而得之。其死,可解剖而视之。"故知道妇女的解剖生理特点是有女子胞。女子胞,《神农本草经》已称为子宫,紫石英条云"主女子风寒在子宫。"根据《黄帝内经》对于脏腑的定义,脏是藏精气而不泻,腑是传化物而不藏。"女子胞"形似腑,但不同于传化物之腑,其功能似脏,具有藏精气之作用,故称为奇恒之腑。《类经》说:"女子之胞,子宫是也,亦以出纳精气而成胎孕者为奇。"女子胞是妇女主要的内生殖器官,是产生月经和孕育胎儿的基地,有定期的藏、泻。但其主要功能,实以藏为主。子宫内膜的增厚,目的是准备受精卵的着床,到一定时期无受精卵着床,则自然剥落而排出经血,再作第二次的准备。月经以一个阴历月左右为定期藏泻之节律;如果是妊娠了,则为十个阴历月左右的定期藏泻(妊娠期至分娩)。这是女子胞的生理特点,也是它所以称为奇恒之腑的原因之一。谓其"藏于阴而象于地",因它处于下腹部膀胱之后,直肠之前,能贮藏阴精而孕育后代,像大地之收藏生化万物。地气属阴,女子胞的功能似脏,脏也属阴,腹腔之最下部亦属阴,故曰藏于阴也。六个奇恒之腑中,以女性之女子胞最为突出。

[原文] 故生之来谓之精,两精相搏谓之神。(《灵枢·本神》)

阐释:自此以下三条,相当于原始的组织胚胎学。

万物的生化,都由禀受先天之精而来。人胚的形成,乃禀受父母之精的结果,父母两种生殖之精相结合,乃成为一种受精卵,进而发展为胚胎。故"两精相搏"乃为人生之起始。《类经》云:"两精者,阴阳之精也。搏,交结也。"《千金方》谓:"妊娠一月名始胚"。受精卵着床于子宫腔,是早期的胚胎了。神,指物质中所孕育的生机。《类经》说:"故人之生也,必合阴阳之气,构父母之精,两精相搏,形神乃成。"形是物质的形体,神是精神活力,即物质中所含的生机。精与卵是生殖之物质,但必须具有活动之生机才能结合,结合以后才能发展,这是"神"的含义。

[原文] 两神相搏,合而成形,常先身生是谓精。(《灵枢·决气》)

阐释:本节与上条联系起来,意义更为明显。来源于父母的生殖之精,必然是具有生机的,否则就不可能结合。"两神相搏",即指两种均具有生殖活力之精相结合,便构成新的形体,即现在所称之受精卵。由此而逐渐发展成为胚胎及胎儿。从父母各自的生殖之精,两相结合以后便成为比较复杂和高一级的生殖之精,进一步发展为胎儿的躯体,故曰"常先身生是谓精"。上条所言精,是父母各自的生殖之精,本条所言之精,是指结合后较为复杂的高一层次的生殖之精,即受精卵之意,它是生化人体的基础。

[原文] 人始生,先成精,精成而脑髓生,骨为干,脉为营,筋为刚,肉为墙,皮肤坚而毛发长。(《灵枢·经脉》)

阐释:本条与上二条联系起来,是进一步阐述胚胎生长发育的程序。本条所言之精,与上条的含义相同。人生之始,先由受精卵逐渐发育成为胎儿。胎儿的成长,有脑、髓、骨、脉、筋、肉、皮肤、毛发。胎儿首先形成脑髓,是神经系统的重要组成部分。骨是人体的支柱,脉以运行血气营养周身,筋腱对肌体具有坚韧刚劲的作用,肌肉皮肤是外卫脏腑骨脉,像一堵厚厚的墙。这里概言胎儿生长发育的进程和各种组织的作用。古人采取类比法加以概述。

[原文] 女子七岁肾气盛,齿更发长;二七而天癸至,任脉通,太冲脉盛,月事以时下,故有子;三七肾气平均,故真牙生而长极;四七筋骨坚,发长极,身体盛壮;五七阳明脉衰,面始焦,发始堕;六七三阳脉衰于上,面皆焦,发始白;七七任脉虚,太冲脉衰少,天癸竭,地道不通,故形坏而无子也。(《素问·上古天真论》)

阐释:本条阐述妇女从青少年生长发育而至衰老各个阶段的生理全过程。其中起主导作用的是肾气。肾气盛则天癸至、任脉通、太冲脉盛而月经按期来潮,并具有生殖能力,肾气虚则冲任脉衰少、天癸竭、绝经无子。这可用图式示意如下:

肾气——→天癸——→冲任——→子宫——→月经或妊娠

上述是女性生殖系统的一个轴,必须互相协调,以维持其正常功能。中医所言的肾,除与膀胱相为表里而主水液代谢之重要环节外,更主要的是主生殖。这包括生殖器官和与生殖有关的一切功能作用在内。故中医"肾"的含义是比较广的,女子 7 岁左右,体内先天之肾气得到后天水谷精气之滋养而开始旺盛,身体便有一些变化。肾主骨,齿为骨之余,那时开始更换乳齿;肾气其华在发,故头发也华润而修长。这是青春前期。14 岁左右肾气逐渐成熟,体内便产生天癸这种与生殖功能有关的微量物质,不论男女,到达青春发育期便在体内出现,到了更年期便逐渐衰退。马玄台注释说:"天癸者,阴精也。盖肾属水,癸亦属水,由先天之气蓄极而生,故谓阴精为天癸也。"《景岳全书·阴阳篇》云:"元阴者,即无形之水,以长以立,天癸是也,强弱系之,故亦曰元精。"王孟英引俞东扶之言曰,"血与精之外,别有一物谓天癸者。"综上所述,明确指出天癸是体内所产生的一种物质,乃肉眼所看不见而客观存在的一种微量体液(属水),其作用关系到人体的生长发育和强弱、月经的来潮或闭止及有无生殖能力,是很重要的物质。

这与现代医学所说的生殖内分泌素相同。冲为血海,任主胞胎,"冲任二脉皆起于胞中",冲脉起于曲骨旁开二寸之气街(亦名气冲),并少阴经夹脐上行,任脉起于中极之下以上毛际,循腹里上关元。二脉之起点与循行路径及其作用,与子宫和卵巢所在位置及其功能有密切关系。在男子则与睾丸阳具有关。男子去势,则伤其冲脉。《灵枢·五音五味》篇说:"宦者去其宗筋,伤其冲脉。……其有天宦者,其冲任不盛,宗筋不成。"女子之子宫与卵巢,与男子之阳具、睾丸,其功能作用有其相似之处。可见冲脉、任脉是直接与生殖系统的功能作用有关,故曰肾主生殖,又曰冲任之本在肾,意义已很明确。故妇科特别重视冲任,因妇科病都是生殖系统的病变。徐灵胎在《医学源流论》指出:"冲任二脉皆起于胞中,上循背里,为经络之海,此皆血之所从生,而胎之所由系,明于冲任之故,则本源洞悉,而后所生之病,千条万绪,可以知其所从起。"可见冲任二脉对妇科的重要。

女性在21～27岁身体发育成熟,是盛壮时期,也是比较适合生育的时期,可以结婚生子。古人提出:"女子必二十而后嫁",反对早婚,这与我国《婚姻法》规定女子20岁才能结婚,是不谋而合的。一般而言,到35岁以后,妇女生殖能力就不如前了。到49岁左右,生殖功能衰退,冲任二脉衰少,天癸这种物质也减少,月经也逐渐断绝而不来潮,生殖器官亦退化,因而缺乏生殖能力。上述年龄阶段,是从一般生理规律大体而言,个别会提前早衰或延迟衰老的。由于体质的不同和各种因素的影响,有些妇女40岁前便提前绝经,有些则50多岁仍能生育,这是个别的情况。《黄帝内经》本条所论,基本是符合一般人的实际,故为后世医家所遵从。

[原文]　其有年已老而有子者,何也? 岐伯曰:此其天寿过度,气脉常通,而肾气有余也。此虽有子,男子不过尽八八,女子不过尽七七,而天地之气皆竭矣。(《素问·上古天真论》)

阐释:本条论述男女一般的生育年龄,妇女到49岁左右便进入绝经期,绝经后当然不再有生育能力。一般到40岁以后生殖功能已有所下降,这里所说的年已老,是指40岁以上之妇女。原文说:"六七、三阳脉衰于上,面皆焦,发始白",说明这时已开始转入衰退期。文中指出"年已老而有子"是肾气有余,说明肾气与妊娠的关系,但一般妊娠不会超过七七之年。男子一般 64 岁以后,生殖能力也明显减退。"天地之气",意即指男女双方之肾气。

[原文] 妇人无须者,无血气乎? 岐伯曰:冲脉任脉皆起于胞中,上循背里,为经络之海,其浮而外者,循腹右上行,会于咽喉,别而络唇口,血气盛则充肤热肉,血独盛则澹渗皮肤生毫毛。今妇人之生,有余于气,不足于血,以其数脱血也。冲任之脉,不荣唇口,故须不生焉。(《灵枢·五音五味》)

阐释:胡须、腋毛、阴毛的生长,月经的定期来潮,乳房发育丰满等体征,分别为男女性征的不同表现。男子有胡须、腋毛、阴毛,女子有腋毛、阴毛,但无胡须,有月经及乳房隆起,这是男女青春期后体征的主要不同,这与生殖器官不同及性腺内分泌素有关。女子从青春期至绝经期约 35 年左右,除妊娠及哺乳期外,健康的妇女每月均有月经排出,月经的主要成分是血。妊娠后赖血下聚以养胎,分娩时要耗损一定的血量,产后也有一段时期血性分泌物的恶露排出,哺乳期则血化为乳汁。故经、孕、产、乳都要以血为用,所以妇女以血为主。而月经与产育都要耗血,故曰"数脱血"。气血是相互依存的,血不足则相对地气有余。冲为血海,任主胞胎,故妇女冲任二脉,主要作用于月经与妊娠,而不荣于唇口,故没有胡须。这是男女生理上不同的表现。

[原文] 任脉者,起于中极之下,以上毛际,循腹里,上关元,至咽喉,上颐,循面入目。冲脉者,起于气街,并少阴之经,侠脐上行,至胸中而散。任脉为病,男子内结七疝,女子带下瘕聚。冲脉为病,逆气里急。督脉为病,脊强反折。督脉者,起于少腹以下骨中央,女子入系廷孔,其孔,溺孔之端也。其络,循阴器合篡间,绕篡后。别,绕臀至少阴,与巨阳中络者合。少阴上股内后廉,贯脊属肾,与太阳起于目内眦,上额交巅,上入络脑,还出别下项,循肩髆内,侠脊抵腰中,入循膂络肾。其男予循下至篡,与女子等。其少腹直上者,贯齐中央,上贯心入喉,上颐环唇,上系两目之下中央。此生病,从少腹上冲心而痛,不得前后,为冲疝。其女子不孕。癃痔遗溺嗌干。督脉生病治督脉,治在骨上,甚者在齐(脐)下营。(《素问·骨空论》)

阐释：本条详述冲、任、督三条经络的循行路径及其所生病。此三脉同起于下腹，一源而三歧，同起而异行，均与下部生殖系统之疾患有密切关系。"并少阴之经"句，《素问识》按虞庶云：《素问》曰"并足少阴之经"，《难经》则言"并阳明之经"，况少阴之经，侠脐左右各五分，阳明之经，侠脐左右各二寸，气冲又是阳明脉气所发，以此推之，则冲脉自气冲起，在阳明、少阴经之内，侠脐上行，其理明矣。李时珍云："足阳明，去腹中行二寸。少阴，去腹中行五分，冲脉行于二经之间也。"二说可参考。马玄台曰："七疝，乃五脏疝及狐疝、癫疝也。"疝病男女皆有，以胀痛为主症，发于下腹部或阴部。带下，此处应作广义看，即妇女前阴病之通称。瘕聚，概指妇女下腹部之肿块。冲气上逆，则为气逆，少腹内拘急或痛，则为里急。廷孔，张景岳云："廷，正也、直也。廷孔，言正中之直孔，即溺孔也。"督脉循脊络肾，其病可致不孕。齐，即脐。张景岳云："齐下营，谓脐下一寸阴交穴也。"张志聪曰："营，谓腹间之肉穴也。"可参考。

关于经络循行走向之用词，经脉由外行于内者谓之入；经络沿着特定的方向或部位循行者谓之循；脉之分支而行谓之别；经脉贯穿通过某器官组织者谓之贯；经脉互相交叉者谓之交。明乎此，可以帮助了解经络的循行情况。

[原文] 胞络者，系于肾。（《素问·奇病论》）

阐释：女性的内生殖器官主要为女子胞，肾主生殖，故女子胞属于肾所主。而女子胞有其附属组织，如输卵管、卵巢、各种韧带等，这是络于胞宫的组织，可以概称为胞络。胞络是系于生殖器官的。胞络之外，还有胞脉，主要是指胞宫之脉络，也是属于生殖系统之组织。

[原文] 面王以下者，膀胱子处也。……女子在于面王，为膀胱子处之病，散为痛，抟为聚，方圆左右，各如其色形。其随而下，至胝为淫，有润如膏状，为暴食不洁。（《灵枢·五色》）

阐释：面王，即鼻头。面王以下概指人中及唇周的位置。这部位如出现颜色的改变，可作为膀胱、子宫病变诊视上的参考。膀胱、子宫都在下腹部，前为膀胱，后为子宫，故此处可作为诊视妇科病和妇女泌尿系统病之望诊部位。如果出现散在之青黯颜色者，多为痛证；如果青黯搏聚在一起,可能为癥瘕积聚之病。其形状之方圆及病色之偏于左或右,都是与内部病变情况的反映相一致的,可作为从外测内的根据。若青黯的颜色一直延至下巴,可能是严重的带下白淫病,排出的东西有如脂膏一样。这些病可能是由于暴饮暴食或感染了不洁之物所引起。这种望诊法,曾引起一些学者所注意和研究,值得在临床实践中进一步加以观察和验证。

[原文] 悲哀太甚则胞络绝,胞络绝则阳气内动,发为心下崩,数溲血也。……思想无穷,所愿不得,意淫于外,入房太甚,宗筋弛纵,发为筋痿,及为白淫。(《素问·痿论》)

阐释:本条揭示男女双方的一种痿证的病因。胞络,有释为心包络者,但从后文谓"入房太甚,宗筋弛纵,发为筋痿,乃为白淫"来看,则理解为生殖系统之胞络亦无不可。宗筋,《素问·厥论》说:"前阴者,宗筋之所聚。"男子则为阳具,在妇女则为外阴部。在男子固然有阳痿,在妇女也有阴痿而缺乏性欲者。白淫,张志聪注释说:"欲火盛而淫精自出也。即今之所谓带浊。"马玄台说:"在男子为精滑,在女子为白带。"总的来说,精神因素的悲哀太甚,是会影响性生殖系统之功能的,男女均然。加以不节房事,耗散太过,更易引致阳痿、阴痿。男子则为滑精,在女子则为肾虚带下不止之白淫。

[原文] 肾脉,……微涩为不月。(《灵枢·邪气脏腑病形》)

阐释:肾脉,指尺脉。《脉经》以左右手尺中神门以后脉虚者为肾虚,属足少阴经。"微涩",乃精血亏损之脉,微而且涩见于尺中,乃肾气虚衰,精血亏损之候。"不月",即月经不按期来潮,甚或闭经。肾气不足,肾阴亏损,则天癸不至,冲任不盛,故主月事不来。从临床体验,月经稀发及闭经的患者,多因肾阴不足,肾阳不振所致。治法须先滋肾养血一段时间,使肾阴阳充盛,进而温通利守,才易收效。

[原文] 石瘕生于胞中,寒气客于子门,子门闭塞,气不得通,恶血当写不写,衃以留止,日以益大,状如怀子,月事不以时下,皆生于女子,可导而下。(《灵枢·水胀》)

阐释:癥瘕,指下腹腔内之肿块。扪之有形,坚硬不移,痛有定处者为瘕,若聚散无常,推之可移,假物成形者为瘕。石瘕,指按之有硬实感,但非实质性之肿物,而是一种假物成形之像,故称为石瘕。石,只形容其硬实感耳。既非实质性之肿物,故名瘕而不名癥。胞中,概指内生殖器所在之范围,而非定指子宫。《黄帝内经》云:"冲任二脉,皆起于胞中。"冲任男女皆有,如《黄帝内经》云:"宦者去其宗筋,伤其冲脉。"又说:"其有天宦者,冲任不盛,宗筋不成"可证。男子没有子宫,而冲任也是起于胞中,可见胞中不是实指胞宫也明矣。子门,乃胎儿所从出之门,指子宫口及其所在之位置。寒主收引,足以阻塞血脉不通,女子月事不来而腹部膨大状如怀子,既曰状,则不是妊娠可知。由于阴道闭锁,以致气不通。写,同泻,经血当泻出而不能泻出体外,以致瘀血潴留,说明又不是先天性的原发性无月经,其所以无月经来潮只是子门闭塞而已,由于经血在下腹部壅阻,愈积愈多,故腹部膨大如怀子之状。若能将蓄积之血导下,则证候可除。导下,是一种外治法,如仲景之用蜜煎导、猪胆汁导、膏发煎导等,均是将药物纳入肛门内以引导大便之法。本条既属月事不以时下,则"导之"之法,当然是从前阴导之。如何导法?却没有进一步指出。此处所言之石瘕,从整段文字之描述,可能是先天性的处女膜闭锁或阴道闭锁症,以致月经潴留而不能排出体外,如用手术切开导下其经血,则瘕症便愈。故曰可导而下。有人认为,石瘕是子宫肌瘤,不确。因子宫肌瘤不会引起闭经,相反的,往往是导致月经过多,而且子宫肌瘤属实质性肿物,并非"导下"可以解决。

[原文] 肠覃何如?岐伯曰:寒气客于肠外,与卫气相搏,气不得营,因有所系,癖而内着,恶气乃起,息肉乃生。其始生也,大如鸡卵,稍以益大,至其成,如怀子之状,久者离岁,按之则坚,推之则移,月事以时下,此其候也。(《灵枢·水胀》)

阐释:覃,字义为深广之意;肠覃是指肠所在之腹腔长了一个较大的肿物,虽名肠覃,但并非肠本身的病变,而只是寒邪客于肠外,障碍气机的运行,使组织得不到正常的供养,病邪有所附着而癖结于内,因而生长如息肉的东西,这种东西可以由小到大,最初如鸡蛋,以后逐渐增大有如十月怀胎样,病程可以迁延若干年。这些肿块扪之硬实,但推之则可以移动,而月经仍按月来潮,这是与石瘕主要的不同。根据本条所描述，与卵巢肿瘤相似。它的情况是癖而内着，按之则坚，显示属于实质性之肿物。由于生长在腹腔内，故推之可移。不是胞宫的病变，故月事以时下。

[原文] 有病肾风者，面胕疣然壅，……小便黄，目下种，腹中鸣，身重难以行，月事不来。……月事不来者，胞脉闭也。胞脉者，属心而络于胞中。今气上迫肺，心气不得下通，故月事不来也。（《素问·评热病论》）

阐释：人是一个整体，全身性疾患可以导致妇科经、带之病。本条论述肾病水肿从而引起闭经的病变。月经的能否正常来潮，与主血气的心、肺有一定的关系。心主一身之血脉，肺主一身之宗气。如血气运行受阻，必然影响到月经。肾风，是肾炎水肿，它影响到月事不来，当然是亚急性或慢性肾炎之类，从其所描述的症状为面部、目下、下肢都疣然壅，由于从下到上都有水气蓄积，所以身重难以行，证是比较深重的。肾者主水，肾又主生殖，故水肿之重症，往往影响到月经。月经之来潮与否与胞中之血脉有关。胞脉统属于心，心既主一身之血脉，亦主神明。中枢神经系统之功能，一部分属心所主，心气不能下达于胞宫，则胞脉闭而不通，故月事不来。其主要之病机，是由于水气壅积，阻隔气机，使气血不能正常运行流通所致。

[原文] 二阳之病发心脾，有不得隐曲，女子不月；其传为风消，其传为息贲者，死不治。（《素问·阴阳别论》）

阐释：二阳，谓手阳明大肠经及足阳明胃经也。心脾，《黄帝内经太素》作心痹，意谓二阳之病发为心痹之疾，可作参考。隐曲，有谓指"难以告人之隐情"解。但《素问》中"隐曲"二字凡五见。《阴阳别论》中还有"三阴三阳俱搏，心腹满，发尽，不得隐曲"。《至真要大论》亦有"太阳之胜，凝溧且至，……阴中乃疡，隐曲不利，互引阴股，筋肉拘苛，血脉凝泣，……寒入下焦，传为濡泻。"同篇又云："太阴在泉，客胜则足痿下垂，便溲不时，湿客下焦，发为濡泻，及为肿隐曲之疾。"《风论》有"肾风之状，……隐曲不利。"综观各条所论，"隐曲"之义，乃下阴小便不利之候，故曰隐曲不利，且均与浮肿病相联系。心、脾之病，均可致浮肿而小便不利。而小便不利之浮肿病，迁延日久，妇女可致月经闭

97

止。风消,指身体特别干瘦,慢性肾炎发展至尿毒症,则身体反而消瘦,这是最危重之病,故曰"传为风消",是经过一定的传变才会成为风消病的。"息贲",指严重的喘息,心脏病的水肿上逆而压迫胸膈,则可致严重的气喘。这都是比较严重的证候。在当时的条件下,确是难于治疗的。《黄帝内经太素》在"死不治"之上还有"三日"二字。

[原文] 有病胸胁支满者,妨于食,病至则先闻腥臊臭,出清液,先唾血,四肢清,目眩,时时前后血,病名为何?何以得之?岐伯曰,病名血枯。此得之少年时,有所大脱血,若醉入房中,气竭伤肝,故月事衰少不来也。帝曰:治之奈何?复以何术?岐伯曰:以四乌鲗一蘆茹,二物并合之,丸以雀卵,大如小豆,以五丸为后饭,饮以鲍鱼汁,利肠中及伤肝也。(《素问·腹中论》)

阐释:本条论述的血枯经闭,乃由慢性的胃肠病(如见胸胁支满、妨于食、怕闻腥臊臭、唾清涎等)而伴有反复出血的严重贫血症所导致。唾血,大小便下血,又加上不节房事,以致血崩、产后大出血等一系列的耗血,故属于血枯经闭。月事衰少不来,是由月经稀发、量少而渐至停闭,这是虚证闭经的表现。年少纵欲,饮酒至醉而同房,酒能兴奋一时,并能伤肝。房劳过度,足以耗损肾精。肝藏血,肾藏精,肝肾亏损,精血虚衰,因而导致月事衰少不来。宜先止其胃肠之出血及补虚以治本,散其恶血以治标,标本并治,月经才会恢复。乌鲗骨对胃肠出血有良效,并能补肾。李时珍《本草纲目》指出:"乌鲗骨,厥阴血分药也。其味咸而走血,故血枯、血瘕、经闭、崩带……诸血病皆治之。"本条所述,先有唾血,大小便下血等候,故用乌鲗骨四份为君,以止血,兼以补肾,堵其耗血之源,并补肾以治本。蘆茹,亦作茹苗,一名屈居,味辛性寒平,有小毒,主散恶血,因出血患者多有瘀血蓄积,故用一份蘆茹以为臣。张景岳在《类经》注释中认为蘆茹即茜根,因茜根一名茹蘆,后世有认为蘆茹二字可能倒置。但亦有人认为蘆茹是另一物者,可参考。从临床上本方用茜根亦确有良效。茜根性味苦寒无毒,通经脉,活血行血,世人多用以治女子经水不通,以一两煎酒服之良效。雀卵,有补益精血之功,女子带下、血闭均可用。鲍鱼汁,《本草纲目》谓治女子血枯病伤肝、补肠,其源即出自本条。雀卵与鲍鱼汁,均属补益之品。全方之组成,是以止血补虚为主,去瘀血通经为辅。因本病由于胃肠出血而致虚损,加以醉后入房伤肝,故曰利肠中及伤肝也。产时及产后大出血所造成之闭经,即西医所称之席汉氏病,也可属于血枯经闭的范畴。有报道用人参、炙甘草调治痊愈之例,亦有报道用仙茅、炙甘草治愈者,可供临床上参考。

[原文] 阴虚阳搏谓之崩。(《素问·阴阳别论》)

阐释:本条论述血崩的一种机制。人体阴阳二气必须和调,即两者应维持相对的平衡,以保持生理常态。阴虚可致阳气偏亢,阴盛可致阳虚,这是阴阳消长之理。阴虚阳搏,即阴虚而导致阳气偏亢之意。阴虚是本,阳气搏激偏亢是标。阴不和阳,或阴不维阳,则阳气搏激,阴血为阳气所冲激,血得热则行,血热妄行,可致崩中下血。这是导致崩中的一种病机,并非全部崩中都是由于血热。就算是因阴虚而致阳气偏亢,调治时亦应以滋阴潜阳为主,不宜妄用苦寒清热。或于滋阴之中,佐以清热之品为宜。因阴气滋长,即能涵养阳热,使不致过亢矣。后人往往根据本条经文,认为血崩均是热迫血妄行,不够全面。

[原文] 妇人手少阴脉动甚者,妊子也。(《素问·平人气象论》)

阐释:手少阴,全元起本作足少阴,可参考。《脉经》云:"尺中肾脉也。尺中之脉,按之不绝,法妊娠也。"临床上多以尺脉动甚,按之不绝作为测候妊娠脉象,故似以全元起本较为合理。手少阴脉之解释,各注家之意见不一,王冰等指为心经脉的神户穴,张志聪等指为督脉,可供参考。

[原文] 阴搏阳别,谓之有子。(《素问·阴阳别论》)

阐释:本条也是妊娠之脉诊。阴,是指尺脉,阳指寸脉。尺脉搏动应指有力与寸脉有显著之区别,也是妊娠的一种脉象。尺脉属肾,肾气旺盛,乃妊娠的表现。王冰云:"阴,谓尺中也。搏,谓搏触于手也。尺脉搏击,与寸口殊别,阳气挺然,则为有妊之兆。"此条仅从脉诊而言妊娠之诊断,临证时必须四诊合参,结合必要的妇科检查和辅助检查,才能确诊。

[原文] 何以知怀子之且生也?身有病而无邪脉也。(《素问·腹中论》)

99

阐释:怀子之且生,指怀孕后胎儿是存活的。身有病,指妊娠后身体出现异乎常态的情况,如月经停止不来,或恶阻呕吐,疲倦思睡,食欲异常,乳房膨胀,腹部隆起,或伴见下肢浮肿,时或眩晕等表现。无邪脉,即没有与上述症状相对应的病脉,脉象反而滑疾流利,按之不绝,这是正常的妊娠脉,从这一个侧面可以诊知其胎儿在宫内是存活的。

[原文] 人生而有病癫疾者,病名曰何? 安所得之? 岐伯曰:病名为胎病。此得之在母腹中时,其母有所大惊,气上而不下,精气并居,故令子发为癫疾也。(《素问·奇病论》)

阐释:巅疾,即癫痫病。巅与癫通。古人认识到癫痫病是巅顶部的病变,即脑神经系统的病变。人生而有巅疾,指先天性的癫痫,其病是由于胎儿时期所获致。原因是妊娠期母体曾受到过度的精神刺激、特别是大惊卒恐等,因而影响及于胎儿。故我国很早已重视胎教,主张妊娠期精神要愉快,环境要比较安静,给胎儿提供良好的条件,因孕妇的精神情绪会直接影响到胎儿,这已为中外科学家所证实。重庆医学院一研究小组曾对于多动症的儿童进行过调查,发现许多病儿的母亲在怀孕时,曾有较大情绪波动和心理困扰的过程。因此,妇女在妊娠期间应尽量避免七情过度,以免影响到胎儿。人体的气血要有规律地循环往复,胎儿也是如此。气上而不下,精气并居于上,精灵之腑受到一时的障碍,故可发为癫痫之病。

[原文] 人有重身,九月而喑,此为何也? 岐伯曰:胞之络脉绝也。何以言之? 岐伯曰:胞络者系于肾。少阴之脉,贯脊系舌本,故不能言。帝曰:治之奈何? 岐伯曰:毋治也,当十月复。《刺法》曰:无损不足,益有余,以成其疹。(《素问·奇病论》)

阐释:重身,即妊娠。张景岳《类经》云:"妇人怀孕,则身中有身,故曰重身。"喑,音哑而不能出声也。绝,隔绝不通之意。生殖系统均属肾所主,胞络是连系于生殖器官的组织,故曰:胞络者系于肾。足少阴肾脉系于舌本。妊娠九个月,由于胎体长大,可以阻隔足少阴之脉,使舌本活动受影响,故声音嘶哑,足月分娩以后,自然可以恢复,故云不须治疗。子喑亦作子瘖,临床上较少见,仅为个别现象而已。不足者应补,不余者应泻,这是大法。若不足者反而损之,有余者反而益之,这是犯了虚虚实实之禁,故应提出警惕。这不仅刺法如此,药物治疗也是如此。损不足而益有余,则足以增加疾病。疹,同疢,病也。

[原文] 妇人重身,毒之何如?岐伯曰:有故无殒,亦无殒也。帝曰:愿闻其故,何谓也?岐伯曰:大积大聚,其可犯也,衰其大半而止,过者死。(《素问·六元正纪大论》)

阐释:毒之,指用峻烈之药治病。本条主要就孕妇患病是否可以用峻烈之药来治疗进行讨论。岐伯认为:有是病,则用是药,所谓有病则病当之也,故曰:"有故无殒,亦无殒也。"虽然是峻药治实证,但亦只可中病即止,特别是在妊娠期。孕妇患有大积大聚之病,而须用攻伐之药,只能去其大半便要停止,不可过剂。其实这也是治病的一般原则。仲景有"得汗止后服",亦即此意。因为过于攻伐足以伤正,孕妇则更宜注意。

[原文] 岁有胎孕不育,治之不全,何气使然?岐伯曰:六气五类,有相胜制也,同者盛之;异者衰之,此天地之道,生化之常也。(《素问·五常政大论》)

阐释:五常政大论主要论述五运有平气、太过、不及所引起自然界的变化,因而对万物及人体会有一定的影响,本条论自然界运气的变化对于各种动物生殖的关系。即在同一年里,有些繁殖得很多,有些却不甚繁殖,主要在于那些动物是否与五运六气、司天在泉的运气相适应。同,即适应,能适应的便繁殖旺盛。异,即不适应,不适应的则不易繁殖。各随其气之所宜,这是天地之道,生化之理。原文着重说毛、羽、倮、介、鳞五类的繁殖情况,而未有直接说及人。但人也是生长在天地气交之中,同样会受司天在泉运气的影响,乃言在意外耳。治之不全,指孕育有不同情况。张景岳《类经》云:"治,谓治岁之气。"即岁气总是会有所偏胜而不全的。

[原文] 夫圣人之起度数,必应于天地。故天有宿度,地有经水,人有经脉。天地温和,则经水安静;天寒地冻,则经水凝泣;天暑地热,则经水沸溢;卒风暴起,则经水波涌而陇起。夫邪之入于脉也,寒则血凝泣,暑则气淖泽,虚邪因而入客,亦如经水之得风也。(《素问·离合

真邪论》）

阐释：本条主要论述天地的情况受气候寒热之影响。人的血气，也同样会受到它的影响，这是"天人相应"的观点，也是内外统一的观点。现代有"气象医学"的产生，是有相似之处的。天体对地球有一定的影响，寒、热、风对地面有一定的影响，而人也同样会受到影响。寒则经脉凝滞，热则沸溢，其理是相同的。这里所说的"经水"，不能作月经解。但月经与血脉有密切的联系，会受到寒热之邪同样的影响，可以用此推理来理解。

[原文] 胞移热于膀胱，则癃溺血。（《素问·气厥论》）

阐释：胞，即女子胞之简称。吴昆说："胞，阴胞也。在男子则为精室，在女子则为血室。"女子胞与膀胱相邻，一前一后，且均与肾气有关。若胞宫之邪热转移于膀胱，膀胱之气化为邪热所阻，则小便癃闭不利，若热伤膀胱血络，则可致尿血。

[原文] 厥阴所谓癫疝，妇人少腹肿者，厥阴者辰也。三月阳中之阴，邪在中，故曰癫疝少腹肿也。（《素问·脉解》）

阐释：癫疝之义有三：①指男子睾丸肿大异常，阴囊胀坠不收。②指妇人少腹有物肿胀重坠而痛。③指子宫下垂，阴户亦肿胀下坠。本条所称之癫疝主要指最后一种。疝，《说文》云："腹痛也。"凡少腹有物肿大而痛，概称之为疝。癫疝，指重坠不收而痛者。辰，即农历三月之季春，厥阴经气盛于三月，月建在辰，三月阳气始盛，阴气将尽，为阳中之阴，阴邪积聚于中，旺于厥阴经脉，故发为癫疝少腹肿的证候。

[原文] 何谓五夺？岐伯曰：形肉已夺，是一夺也；大夺血之后，是二夺也；大汗出之后，是三夺也；大泄之后，是四夺也；新产及大血之后，是五夺也。此皆不可泻。（《素问·五禁》）

阐释：夺与脱通。即气血津液严重耗损而脱失之意。重病或久病极度消耗，营养无从补充，以致肌肉瘦削，形体非常消瘦，俗说大肉已收，这是一夺。各种内、外、伤科疾病以致急性大出血，形成急性贫血，这是二夺。大汗淋漓不止，以致津气严重耗损，这是三夺。水泻不止，以致大量失水，这是四夺。分娩时或产后大出血，血量超过四百毫升者，这是五夺。上述五种证候，均使气血大伤，津液严重耗损，乃大虚之候,可立致休克虚脱的危候,亟宜大补元气,养血生津,以救垂危,切忌用泻法,以免犯虚虚之禁。

[原文] 人与天地相参也,与日月相应也。故月满则海水西盛。人血气积,肌肉充,皮肌致,毛发坚,腠理郄,烟垢著。当是之时,虽遇贼风,其入浅不深。至其月郭空,则海水东盛,人气血虚,其卫气去,形独居,肌肉减,皮肤纵,腠理开,毛发残,膲理薄,烟垢落。当是之时,遇贼风则其入深,其病人也卒暴。……乘年之衰,逢月之空,失时之和,因为贼风所伤,是谓三虚。故论不知三虚,工反为粗……逢年之盛,遇月之满,得时之和,虽有贼风邪气,不能危之也,命曰三实。(《灵枢·岁露论》)

阐释:人生活在宇宙自然界之间,不能不受其影响,故《黄帝内经》有"天人相应"之说。本节加以具体的说明。人与天体和地球运行的自然规律,即日月的循行圆缺是相适应的。举例来说:地球上的海水潮汐是受到月球的引力所影响,月满的时候,则海水西盛,这是人所共知的,而人体各方面也会受到一定的影响。月满时人的血气也积于体表而较充盛,因此,肌肉也比较充满,皮肤致密,毛发坚固,肌肉腠理比较固闭,皮肤表面的脂垢也较多。在这个时候,即使遇到贼风邪气的侵袭,也是轻浅而不会深入的。若到了月亮亏缺时,则海水东盛,人的卫气及血气积于体表者较虚少,从形体表面来看虽然没有什么变化,但其肌肉的功能却已减弱,皮肤的作用较弛缓,肌肉腠理亦开疏薄弱,毛发没有那么荣润,皮肤表面的脂垢也易剥落,体表的抗御能力下降。在这个时候若遇到邪气的侵袭则容易深入人体,发病便会急暴。

据报道,前苏联科学家分析证明,在日蚀开始前一小时和在日蚀期间以及日蚀结束后半小时,对健康人的血样做了大量的分析,这些分析表明,红细胞——血细胞沉淀反应的速度经常变化,这种变化同日蚀相是一致的。这说明人体与日相应的表现(见1981年8月31日《参考消息》)。

又上海中医学院何裕民等实验证明,月廓盈亏对小白鼠的体温、氧耗量、周围血液中红白细胞计数等重要生理参数的影响,提示上述生理参数及其反映的动物功能状态可与海水一样,受着月球的影响而表现出月节律,支持人与月相应的理论,提示生物功能可能受月影响而存在着"生物潮"(见《中国医药学报》1987年12月第6期)。

仁超《月经与月象》一文,报道对414名女性的调查,谓月朔前与月球处于近地点附近时,月经来潮和在潮人数均较少,上弦前后,月经来潮和在潮的人数较多。月朔是月始生的阶段,影响到人体气血运行比较缓慢,其月经来潮或在潮的较少。上弦是农历初七,初八日,月象已经圆了一半,也就是月廓渐满的阶段,影响到人体,血气运行逐渐充沛起来,宜其月经来潮或在潮的都增多。其中道理,是否如某些学者所说,为引力对于人体丘脑下部的影响,值得进一步研究(见《任应秋论医集·月经与月象》一文)。

天人相应的情况,可概括为三虚、三实。三虚者:①乘年之虚(即六气司天失守或岁气不取,邪反乘之的意思);②逢月之空(指月廓空,即月亮亏缺之时);③失时之和(指四时气候失和,如春应暖而仍寒,夏应热而反凉等)。逢此三者,因而易为贼风所伤,故称三虚,医者若不了解三虚的情况,便是粗工而不是好的医生了。三实者:①逢年之盛;②遇月之满;③得时之和(即气候正常)。在这种情况下,虽遇贼风邪气,也不易被它危害,称为三实。

[原文] 月始生,则血气始精,卫气始行;月廓满,则血气实,肌肉坚,月廓空,则肌肉减,经络虚,卫气去,形独居,是以因天时而调血气也。……月生无泻,月满无补,月廓空无治,是谓得时而调之。因天之序,盛衰之时,移光定位,正立而待之也。故曰:月生而泻,是谓脏虚,月满而补,血气扬溢,络有留血,命曰重实,月廓空而治,是谓乱经。(《素问·八正神明论》)

阐释:上条已指出"人与天地相参也,与日月相应也"。所以,月亮初生之时(上弦);人的血气也开始逐渐充盈。精,指旺盛流通之意。卫外之气亦逐渐运行畅旺而充盛。至月亮正圆的时候,则人体的血气最为充实,肌肉坚强,到月朔无光之时,则肌肉松弛,经络空虚,卫外之气亦减弱,从人体的外形来看虽似没什么明显的变化,但体内的功能却已减退,这是受月相圆缺的影响,故医者当因应天时所致机体的变化以调理血气,才会收到较好的效果。

本条指出:月初生至月将圆的时候,人体的血气与功能是向上升的阶段,故不宜用泻法,以免削弱其向上之生机,月正圆的时候,气血已达到最充盛之时,则不用再补了,至月朔无光的时候,可暂停止针刺治疗,这是按照月相朔望圆缺的情况,运用补泻之法以进行调治,以便与日月相适应,也就是根据天时运行的顺序和机体虚实的变化,通过一定方位对日月光影的移动进行观察,以正确对待四时八正之气。反之,若月初生时使用泻法,便会致脏腑元气虚损,月正圆时血气已充盛而再用针刺以补法,则会使血气扬散外溢,以致络脉中的血液留滞,这称为重实,月朔无光是一个过渡时期,故宜暂缓用针刺,否则反而会使经络中的气血紊乱。这虽是指针法,但对药物治疗同样也可以适用的。

月的盈亏,对妇女的月经有一定的影响。《本草纲目·妇人月水》说:"女子,阴类也,以血为主,其血上应太阴,下应海潮,月有盈亏,潮有朝夕,月事一月一行,与之相符,故谓之月水、月信、月经。经者常也,有常轨也。"月经的节律为一个太阴月,健康妇女的月经周期平均为 28 天左右,与朔望月周期 29.53 天很接近。张介宾说:"女器属阴,其气应月,月以三旬而一盈,经以三旬而一至,月月如潮,经常不变,故谓之月经,又谓之月信。"根据我与研究生对广州、北京的大学生 922 位女生的调查,月经期较多始于朔望月的朔日附近,而排卵期多发生在望日附近,说明月经的节律与朔望月的变化呈同步效应。根据这一情况,按照《黄帝内经》指出"月生无泻"的原则而用补法,"月满无补"而用泻法的治疗原则,以调治闭经的患者,即由新月(朔)至满月(满)用滋精血补肾气兼养肝健脾之滋经汤(菟丝子、熟地、当归、枸杞子、川断、女贞子、鸡血藤、怀山药、茯苓)加减;由满月后至新月用活血行气通经之导经汤(当归、川芎、赤芍、生地、牛膝、柴胡、红花、丹参、泽兰、青皮)加减;如此反复运用几个月,效果较为显著。说明按月相盈亏,有规律地同步调治,会取得较好的效果。月相与月经的关系,是值得深入并多方面进行研究的。

二 《金匮要略》妇人病三篇

现存之《金匮要略》，乃宋代翰林学士于馆阁蠹简中发现《金匮玉函要略方》三卷，上卷为伤寒，中卷论杂病，下卷载其方并疗妇人。此乃仲景《伤寒杂病论》之节略本。孙奇、林亿等在论序中说："臣奇先校定《伤寒论》，次校定《金匮玉函经》，今又校成此书，仍以逐方次于证候之下，使仓卒之际，便于检用也。又采散在诸家之方，附于逐篇之末，以广其法。以其伤寒文多节略，故断之杂病以下，终于饮食禁忌，凡二十五篇，除重复，合二百六十二方。"按仲景的《伤寒论·序》云："为伤寒杂病论，合十六卷。"蠹简中之《金匮玉函要略方》上卷之"伤寒文多节略"，则中卷之杂病也不会完整，均属节略本无疑。故"或有证而无方，或有方而无证，救疾治病，其有未备。"林亿等"仍以逐方次于证候之下，……又采散在诸家之方，附于逐篇之末"。可见，现今之《金匮要略》既是仲景《伤寒杂病论》之节略本，又经林亿等的校定编次，历史上最少已经过两次修订，既系蠹简，字迹难免模糊遗漏，比之仲景原著，可能错简不少。因此，其中如有文义不顺或不符合临床实际者，不宜随文穿凿，强行解释，应多方求证，或暂时存疑，以免背离原旨。

《金匮要略》妇人病三篇，可能即其下卷"并疗妇人"之内容。《伤寒论·序》谓"撰用《素问》、《九卷》、《八十一难》、《阴阳大论》、《胎胪药录》并《平脉辨证》。"《广韵》云："腹前曰胪"。《通雅》云："胪胀，腹膨胀也。"《胎胪药录》当为妇产科之方药书。由此可证，仲景曾参考过当时的妇产科专著。

妇人病三篇的内容，包括妊娠病、产后病、月经病、带下病及妇人杂病，基本上已把妇产科常见病包罗在内，为后世妇产科的发展打下了基础，许多方药为后世医家长期应用并深入研究，具有较好的临床疗效。《金匮要略》实为治妇产科者必读之经典著作。

（一）"妇人妊娠病脉证并治篇"注释

本篇共11条，方10首，内容包括恶阻呕吐的证治，癥瘕与妊娠之鉴别诊断及对癥瘕的治疗,妊娠下血、妊娠腹痛、妊娠小便不利等的辨证施治,把几种妊娠常见病包括在内。

[原文] 师曰:妇人得平脉,阴脉小弱,其人渴,不能食,无寒热,名曰妊娠,桂枝汤主之。于法,六十日当有此证,设有医治逆者,却一月加吐、下者,则绝之。

[注释] 本条可分为两段,至"桂枝汤主之"为前段;"于法"以下为后段。概述妊娠早期的症状与脉象,及其治法,同时指出误治的结果和处理方法。

"平脉",指脉象和平而无病象。"阴脉",王冰等注家多解释为尺脉,不妥。仲景是主张人迎、寸口、趺阳三部诊视脉象的,故《伤寒论·序》云:"按寸不及尺,握手不及足,人迎、趺阳,三部不参,动数发息,不满五十,短期未知决诊,九候未曾仿佛。"《素问·阴阳别论》说:"脉有阴阳,知阳者知阴,知阴者知阳,……三阳在头,三阴在手,……""谨察阴阳,无与众谋。"又说:"所谓阴阳者,至者为阳,去者为阴。"这里所说之"阴脉",可能概指手部的寸口脉和脉象之去落动态。《脉经·平妊娠分别男女将产诸证》云:"脉平而虚者,乳子法也。"以上可为"妇人得平脉"和"阴脉小弱"之注释。

"其人渴",《金匮心典》云:"一作呕",此说较合实际。"其人呕,不能食,无寒热",说明非外感犯胃之作呕,而是妊娠恶阻之现象。桂枝汤乃调营卫、和阴阳之剂,故妊娠恶阻可用之。一般在妊娠两个月左右为恶阻较明显之期,故曰"于法六十日当有此证"。如果不知为妊娠恶阻而误治,损伤正气,而呕泻有加者,则应马上停止这种错误的治疗了。楼全善谓:"尝治一二恶阻病吐,前医愈治愈吐,因思仲景绝之之旨,以炒糯米汤代茶,止药月余便安。"对一般的妊娠反应,此法是可行的。因三个月以后,呕吐多会逐渐减轻以致停止。炒糯米汤具有养胃气之功,加入十个红枣更佳。

"则绝之",注家有三种解释:一谓应停止药治;一谓对经用吐、下之误治,则应终止妊娠;一谓宜用药治以断其病根。窃以为应区别对待。如一般之妊娠反应,可用第一种说法,如呕吐剧烈不止,气阴两伤,检查尿醋酮阳性,再加以吐下之误治,足以影响正常之妊娠,甚或

107

引致堕胎小产,则一方面宜立即停用误治之法,一方面警惕可致妊娠断绝之意。

桂枝汤方:

桂枝三两去皮 芍药三两 甘草炙三两 生姜三两 大枣十二枚

上五味,㕮咀,以水七升,微火煮取三升,去滓,适寒温,服已须臾,啜稀粥一升,以助药力。

[方解] 徐灵胎云:"桂枝汤外证得之为解肌、和营卫,内证得之为化气调阴阳也。"已故名老中医、伤寒金匮专家邓鹤芝谓"桂枝汤为保健增进体质之剂,隔数天服一剂,可增强身体之抗病能力,乃调营卫、和阴阳之功也。"余对于虚人感冒及妊娠反应,用之常有显效。

[原文] 妇人宿有癥病,经断未及三月而得漏下不止,胎动在脐上者,为癥痼害。妊娠六月动者,前三月经水利时,胎也。下血者,后断三月衃也,所以血不止者,其癥不去故也。当下其癥,桂枝茯苓丸主之。

[注释] 本条主要论述癥病与妊娠之鉴别,并提出癥痼害之证治。

本条可分前后两段,至"癥痼害"属前段,言癥瘕之证候。平素有妇科癥瘕病之患者,多有月经不调。经断两个多月而漏下不止,一般须考虑是否胎漏。但倘属妊娠,那时子宫体仍在脐下(妊娠 12 周,子宫底在耻骨联合上仅可扪及),且未能感到胎动,更不可能动在脐上。今动在脐上,可能为较大的癥瘕阻碍气机,气行不畅而悸动所致,甚或囊肿扭转,并非妊娠之胎动,足资鉴别,故曰为癥痼害。若停经达六个月,在停经前的三个月经水准期正常来潮者,至停经六个月而感到胎动,就应考虑为妊娠胎动。倘若停经后却淋漓下血不止达三个月之久,又宿有癥病,则属于瘀血为患,癥痼害其胎,故应用桂枝茯苓丸以下其癥。

桂枝茯苓丸:

桂枝 茯苓 牡丹去心 芍药 桃仁去皮尖熬各等分

上五味,末之,炼蜜和丸,如兔屎大,每日食前服一丸,不知,加至三丸。

[方解] 桂枝温通行滞;桃仁、丹皮活血去瘀消癥;芍药和阴散

结;茯苓,《本经》谓其能散心下结痛、利小便;赤茯苓,《甄权本草》谓能破结气。全方取其缓攻,故用丸剂,服量亦取递增方法,也是渐进之意。

[原文] 妇人怀娠六七月,脉弦发热,其胎愈胀,腹痛恶寒者,少腹如扇。所以然者,子脏开故也,当以附子汤温其脏。

[注释] 本条言下焦寒冷之妊娠腹痛证治。

"愈胀",《脉经》作"逾腹",较合实际。"如扇"下应有"之状"二字,文义较通。

妊娠6、7个月,脉象应该滑而略数按之不绝。弦脉主寒,主痛。但症有发热,这当属微热,乃虚阳上越之征。"腹痛恶寒",乃指腹部恶寒,故少腹觉有如扇风之冷感。阳虚内寒,推理为子脏开而不敛之故,因用附子汤以温敛之。附子汤未见,可能是《伤寒论》中之附子汤(附子、人参、茯苓、芍药)。

[原文] 师曰:妇人有漏下者;有半产后因续下血都不绝者;有妊娠下血者。假令妊娠腹中痛,为胞阻,胶艾汤主之。

[注释] 本条提出三种不同情况之阴道下血,并出具妊娠腹痛下血之方治。

"胞阻",后世多释作妊娠腹痛,按本条全文之文意及方治,胞阻应为妊娠下血而兼有腹痛,这是胞中气血不和,阻其化育,以致有堕胎或小产之先兆,即后世所言之胎动不安。治宜养血止血缓痛以安胎。

胶艾汤方:

川芎 地黄 阿胶 甘草各二两 艾叶 当归各三两 芍药四两

上七味,以水五升,清酒三升,合煮取三升,去滓,内胶,令消尽,温服一升,日三服,不差,更作。

[方解] 胶艾汤一向被视为妇科止血之良方。方中阿胶、艾叶确具止血之作用,芍药、甘草缓急止痛,地黄养血。惟川芎、当归虽有补血之功,但其性辛温,走窜动血,尤其不宜用于体质属阴虚或兼有血热者,否则足以助长其出血,这包括妊娠下血及崩漏等。余于胎动不安之妊娠下血,常用寿胎丸合四君子汤加制首乌,其中重用菟丝子及党参,以收补气固肾安胎之效,较为理想。

109

[原文] 妇人怀娠,腹中疠痛,当归芍药散主之。

[注释] 疠,《说文》作疚,古巧切,古音纠,腹中急痛也。妊娠腹痛之机制,主要由于血不流畅,原因可由于内寒、血虚、血滞、湿阻等。本节所言之妊娠腹痛,是由于脾虚湿阻,故用补血健脾去湿之当归芍药散主之。

当归芍药散:

当归三两 芍药六两 川芎三两 茯苓四两 白术四两 泽泻半斤

上六味,杵为散,取方寸匕,酒和,日三服。

[方解] 方中当归、川芎补血行血,使血行畅旺,芍药和血以缓痛,白术、茯苓健脾运湿并能安胎,泽泻清除湿浊。散以散之,并以酒佐药力,使脾得健运,血得流畅,不用止痛药而痛自止。近年有报道用本方以治功能失调性子宫出血及妊娠高血压,并取得满意疗效,可参考。

[原文] 妊娠呕吐不止,干姜人参半夏丸主之。

[注释] 此为虚寒证妊娠呕吐之方治。与第一条之用桂枝汤者不同,桂枝汤所治者为一般妊娠反应,故曰"其人呕,不能食"。此则指出妊娠呕吐不止,当属妊娠剧吐之类。从药推证,重用温胃益气之品以止呕,应属虚寒证。

干姜人参半夏丸:

干姜 人参各一两 半夏二两

上三味,末之,以生姜汁糊为丸,如梧子大,饮服十丸,日三服。

[方解] 本方重用半夏以降逆止呕,干姜温中散寒,并用生姜汁糊丸以加强止呕之功,兼制半夏之毒性,人参益气健胃和中,合奏祛寒健脾,和中止呕之效。后世谓半夏能滑胎,其实半夏经炮制后已制其毒,方中常用法半夏或苏半夏,且常与生姜配伍,用诸临床不会犯胎。干姜人参半夏丸之用丸剂,盖用丸以缓解之也。

妊娠呕吐如非脾胃虚寒者,可选用小半夏加茯苓汤或橘皮竹茹汤。

[原文] 妊娠小便难,饮食如故,当归贝母苦参丸主之。

[注释] 本条与下条以及第11条均言妊娠小便不利,病情有轻

有重,有肿有不肿,有因湿热或气实水肿等。本条为妊娠膀胱湿热,小便不利之证治。饮食如故,说明不影响中上焦肺胃,其小便难只属下焦湿热蕴郁所致。治宜清利小便为主。

有注家认为"小便难"应作"大便难"者,以方药推之,可取信。

当归贝母苦参丸:

当归 贝母 苦参各四两

上三味,末之,炼蜜丸,如小豆大,饮服三丸,加至十丸。

[方解] 本方着重以苦参清热逐水以治小便难。苦参味苦性寒,《本经》谓其能"逐水",治"溺有余沥"。《别录》谓其能治"小便黄赤",故苦参不仅能清热杀虫,且能清热利水也。贝母,《甄权本草》谓其能治"产难及胞衣不出",故后世"保产无忧散"用之。贝母且能肃降肺气,而肺为水之上源,宣肺则可助以利水。由于妊娠之故,用当归佐以养血益胎。全方炼蜜为丸,从三丸加至十丸,盖所以缓图,不使其过于滑利也。

[原文] 妊娠有水气,身重,小便不利,洒淅恶寒,起即头眩,葵子茯苓散主之。

[注释] 本条为妊娠水肿实证之治法。身重,小便不利,均为有水气之见证。水渍肌肤,则阳气不能外达,故洒淅恶寒。水气壅阻于内,清阳不升,故起即头眩,治宜利小便以通阳。叶天士谓"通阳不在温,而在利小便",可为本条之注脚。

葵子茯苓散:

葵子一斤 茯苓三两

上二味,杵为散,饮服方寸匕,日三服,小便利则愈。

[方解] 葵子,性味甘寒滑利,《本经》谓其"治五癃,利小便",《本草纲目》谓其能"通大便,消水气",为通利大小便之品,实证之妊娠水肿,使能大小便通利,水气从二便而出,收效颇捷。茯苓健脾渗湿,与葵子一滑一健,既达到利水之功,亦无妨碍胎儿也。

[原文] 妇人妊娠,宜常服当归散主之。

[注释] 《医宗金鉴》云:"妊娠无病,不需服药,若其人瘦而有热,恐耗血伤胎,宜常服此方以安之。"其实,本方亦并非安胎之主方。原

111

文既云"常服",又曰"主之",与仲景文例不相类也。方后又云:"产后百病悉主之",乃浮夸之词,似亦非仲景原文。

"宜常服",应活看。《千金方》妊娠腹中满痛入心不得饮食方(白术六两、黄芩三两、芍药四两,《外台秘要》名为"术汤方"引自《古今录验》)方后云:"微下水,令易生,月饮一剂为善。"此亦常服之意,并非指每日均服也。

当归散方:

当归 黄芩 芍药 川芎各一斤 白术半斤

上五味,杵为散,酒饮服方寸匕,日再服。妊娠常服即易产,胎无苦疾,产后百病悉主之。

[方解] 本方是养血清热之剂,大抵血虚偏热而有心腹痛者宜之。服之可防妊娠血虚及缓解心腹痛之证。芎、归、芍养血和血,白术健脾,黄芩清热,酒服以助药力之运行而使心腹痛缓解也。

[原文] 妊娠养胎,白术散主之。

[注释] 本条与上条均为治妊娠心腹痛之方。上条为偏热者,本条为偏寒者而设。虽未明言证候,但从方后加减法可证其为治妊娠心腹冷痛之方也。

白术散方:

白术 川芎 蜀椒去汗各三分 牡蛎二分

上四味,杵为散,酒服一钱匕,日三服,夜一服。但苦痛加芍药,心下毒痛倍加川芎;心烦吐痛,不能食饮,加细辛一两,半夏大者二十枚,服之后,更以醋浆水服之;若呕,以醋浆水服之,复不解者,小麦汁服之,已后渴者,大麦粥服之。病虽愈,服之勿置。

[方解] 白术健脾安胎,川芎辛温活血止痛,蜀椒驱寒止痛。方后补充加减法,以供辨证施治过程中作参考。其中,有"苦痛"、"心下毒痛"、"心烦吐痛"等症状,作为用药加减之依据。除酒服之外,并以醋浆水、小麦汁、大麦粥分别调服。说明仲景对丸、散服法之讲究,形式多样,可灵活运用,务以符合病情为宜。

[原文] 妇人伤胎怀身,腹满不得小便,从腰以下重,如有水气状。怀身七月,太阴当养不养,此心气实,当刺泻劳宫及关元,小便微

利则愈。

　　[注释]　本条并见于《金匮玉函经·可刺篇》。"伤胎"作"伤寒"，似较合理。"伤胎怀身"合作一句，殊欠通畅。《医宗金鉴》云："文义未详，此穴刺之落胎，必是错简，不释。"手劳宫为手厥阴心包经之荥穴，关元为任脉穴，一般孕妇禁用，后世徐之才《逐月养胎法》云："妊娠七月，手太阴脉养，不可针刺其经。"其说与本条亦有出入，同意《医宗金鉴》不作强释。

（二）"妇人产后病脉证并治篇"注释

　　本篇共11条，方9首。内容包括产后生理特点及几种常见病、多发病，如产后发热、产后腹痛、产后下痢等的证治。其中特别评述发热和腹痛有多种原因，应分别辨证施治。虽然产后以血虚、寒多、津液耗损为主，但病变有虚有实，不可一概以虚论治。

　　[原文]　问曰：新产妇人有三病：一者病痉，二者病郁冒，三者大便难。何谓也？师曰，新产血虚多汗出，喜中风，故令病痉；亡血复汗，寒多，故令郁冒；亡津液，胃燥，故大便难。

　　[注释]　产后多虚：血虚、气虚、津液虚，这是一般产后的生理病理特点。由于体虚，抗御力差，易感外邪，容易引致疾病。痉、郁冒、大便难是血虚、气虚、津液虚所易招致的疾病。

　　痉，可包括产后破伤风、产后子痫、产褥感染及血虚筋脉失养所致的抽搐等。郁冒，是概指头目眩冒、胸闷作呕、汗出等证。由于产后亡血阴虚，阴血不能上荣头目，或阴血虚于内，孤阳冒于上，因而头目眩晕。大便难，由于阴液消耗，胃肠干燥，或气虚排便无力而致。三种证候虽各不同，其为亡血伤津气虚则一。

　　[原文]　产妇郁冒，其脉微弱，呕不能食，大便反坚，但头汗出，所以然者，血虚而厥，厥而必冒。冒家欲解，必大汗出。以血虚下厥，孤阳上出，故头汗出。所以产妇喜汗出者，亡阴血虚，阳气独盛，故当汗出，阴阳乃复，大便坚，呕不能食。小柴胡汤主之。

　　[注释]　本条与下条均言产后感受热邪之郁冒证治。但本节中间一大段，即"所以然者……呕不能食"，乃后世注家植入之言，可能系传抄时误作正文并入者。原文"但头汗出"之后，应迳接"小柴胡汤主

之"。产后郁冒也应有发热,不言者,省文耳。从下节"病解能食,七八日更发热者"之言可证。"其脉微弱",微,乃卫外之气虚微。弱,阴血不足故弱。中焦胃气虚,故呕不能食,中虚本多大便溏泄,现因产后津液亡失加以气虚而大便干结,故曰大便反坚。但头汗出,乃阳热上浮,表里不和之象,故用小柴胡汤以和解之。根据个人的经验,对产后一般的感冒发热,以小柴胡汤为主而和解之,多能取效。

小柴胡汤:

柴胡半斤 黄芩三两 人参三两 半夏半升 炙甘草三两 生姜三两大枣十二枚

上七味,以水一斗三升,煮取六升,去滓再煎,取三升,温服一升,日三服。

[方解] 本方以柴胡为主,故用量最重,柴胡主要为退邪热,《本经》谓其能治"寒热邪气",《别录》谓其能"除伤寒心下烦热",《大明本草》谓其"主时疾内外热不解",刘元素谓其去"妇人产前产后诸热"。李时珍谓其治"妇人热入血室,经水不调"。黄芩主天行热疾,与柴胡相配加强清热之功,人参、大枣、炙甘草和中补虚,半夏、生姜止呕,合之为和内解外之剂。

产后感冒,体虚而有外邪,故可用本方以和解之。仲景用小柴胡汤均有发热证,如"伤寒五六日中风,往来寒热,胸胁苦满,默默不欲饮食,心烦喜呕……小柴胡汤主之"。"呕而发热者,小柴胡汤主之"。"伤寒五六日,头痛汗出,微恶寒,手足冷,心下满,口不欲食,大便硬,脉沉细者,此为阳微结,必有表复有里也。……因为半在里半在表也。……可与小柴胡汤"。"伤寒四五日,身热恶风,头项强,胁下满,手足温而渴者,小柴胡汤主之。""妇人中风,七八日,续得寒热,发作有时,经水适断者,此为热入血室,……小柴胡汤主之"。可见仲景用小柴胡汤都是有发热。足证本节证候当有发热。小柴胡汤为和剂,一般服药后可不经发汗而病解,但亦有药后得微汗而愈者,正如仲景所谓"与小柴胡,上焦得通,津液得下,胃气因和,身濈然汗出而解。"服小柴胡汤后,有时得汗病解,不是由于柴胡汤发汗,而是由于上焦得通,津液得下,胃气因和之故。

[原文]　病解能食,七八日更发热者,此为胃实,大承气汤主之。

[注释]　本条接上条而言。上条言"呕不能食",此条说"病解能食",即郁冒呕吐之证经治疗后本已痊愈,但过了七八日又复发热而且热度更高者,此乃病邪内传入里而为胃实之证。"胃实",示有阳明胃家实之候,除发热外,兼有大便坚结,多日不解,舌苔焦黄而干甚或起芒刺等,故须用大承气汤下之。产后本多虚证,但亦会有实证者,应随证治之,不得概用补益也。《景岳全书·妇人规》云:"产后气血俱虚,诚多虚证,然有虚者,有不虚者;有全实者。凡此三者,但当随证随人,辨其虚实,以常法治疗,不得执有诚心,概行大补,以致助邪,此辨之不可不真也。"可为本条之注脚。

大承气汤方:

大黄酒洗四两,厚朴半斤炙去皮　枳实五枚炙　芒硝三合

上四味,以水一斗,先煮二物取五升,去滓,内大黄,煮取二升,去滓,内芒硝,更上微火一二沸,分温再服,得下止服。

[方解]　本方为峻下热结之剂,治阳明腑实证。大黄苦寒泄热,荡涤肠胃,芒硝咸寒,软坚润燥,枳实、厚朴苦温行气,破结除满。四味相合,有峻下热结之功,为寒下法之峻剂。产后邪热入里,转成腑实之证,故应急下存津,使邪去则正安也。

[原文]　产后腹中疞痛,当归生姜羊肉汤主之。并治腹中寒疝,虚劳不足。

[注释]　自此以下四条,均言产后腹痛,一虚寒,一气滞,一瘀阻,一热结,分别论治。

本条言产后里虚血寒,以致腹中疞痛,故用温中散寒补虚。最后两句,可能为注家之语而误抄入原文。

当归生姜羊肉汤:

当归三两　生姜五两　羊肉一斤

上三味,以水八升,煮取三升,温服七合,日三服。若寒多者,加生姜成一斤;痛多而呕者,加橘皮二两,白术一两。加生姜者亦加水五升,煮取三升二合服之。

[方解]　本方温中补血,祛寒止痛。治血虚有寒之腹痛。血虚则

经脉失养,寒多则经脉收引,故腹胁疼痛,腹里拘急。由于血分已虚,不宜再服辛热燥烈之药重劫其阴,故以当归为主以补血止痛;配伍生姜,乃取其温中散寒,病属虚证,故以羊肉入药,是以血肉有情之品温中补虚,合用有温中补血,祛寒止痛之效。

〔原文〕 产后腹痛,烦满不得卧,枳实芍药散主之。

〔注释〕 上条言虚寒腹痛,本条言气血壅滞之实痛。虚证不烦不满,实证则烦满不得卧,故用行气导滞以止痛缓痛。

枳实芍药散:

枳实烧令黑勿太过 芍药等分

上二味,杵为散,服方寸匕,日三服。并主痈脓,以麦粥下之。

〔方解〕 《医宗金鉴》云:"气结血凝而痛,故用枳实破气结,芍药调腹痛,枳实炒令黑者;盖因产妇气不实也"。气滞之腹痛,往往痛连大腹,且多大便不畅,枳、芍合用,可作为缓下之通便剂。盖气滞得通,大便自然畅利也。

〔原文〕 师曰:产妇腹痛,法当以枳实芍药散,假令不愈者,此为腹中有干血着脐下,宜下瘀血汤主之。亦主经水不利。

〔注释〕 本条所言,可能为胞衣残留之产后腹痛。一般气滞的腹痛,可用枳实芍药散治之,若服后仍不愈,而且在脐下小腹胞宫部位感到痛不可忍,"着"字,可理解为硬实拒按,或兼恶露淋漓不断等证,这与枳实芍药散之腹痛有别。"干血",即瘀血。瘀血壅阻,故疼痛较甚。治宜攻下其瘀血。

下瘀血汤:

大黄二两 桃仁二十枚 䗪虫二十枚熬去足

上三味,末之,炼蜜和为四丸,以酒一升,煎一丸,新血下如豚肝。

〔方解〕 方中䗪虫去瘀,桃仁去瘀止痛,大黄亦取其活血并泻下瘀积,故名下瘀血汤。以酒煎药丸,可助药力,服后下血如豚肝,可证有胎盘残留之可能。

〔原文〕 产后七八日,无太阳证,少腹坚痛,此恶露不尽。不大便,烦躁发热,切脉微实,再倍发热,日晡时烦躁者,不食,食则谵语,至夜即愈,宜大承气汤主之。热在里,结在膀胱也。

[注释]　此条之产后腹痛为瘀热在里所致。"无太阳证",指无恶寒、脉浮、头项强痛等表证,而见下腹硬痛、壮热、烦躁、谵语、恶露不尽、七八日不大便、脉实等证,乃感染邪毒,瘀热内结之征,当属产褥感染。膀胱与子处同在下腹部,《灵枢·五色》篇说:"面王以下者,膀胱子处也。""女子在于面王,为膀胱子处之病。"热在里,结在膀胱,可理解为热结子处。《伤寒论》:"太阳病不解,热结膀胱,其人如狂,血自下,下者愈,其外不解,尚未可攻之,当先解其外,外解已,但少腹急结者,乃可攻之,宜桃核承气汤。"(106条)可互参。

《脉经》无"至夜即愈"四字,此句可能是衍文。

大承气汤(见前)

[原文]　产后风,续之数十日不解,头微痛,恶寒,时时有热,心下闷,干呕汗出,虽久,阳旦证续在耳,可与阳旦汤。

[注释]　"产后风",指产后外感中风。邪气虽不甚,但由于产后体虚,营卫不和,因而迁延日久,故持续数十日不解,自觉有轻微之头痛、恶寒,时有低热、心闷作呕、汗出等。由于抗病能力差,故缠绵难愈。阳旦汤,即桂枝汤。尤在泾在《伤寒贯珠集》云:"阳旦,桂枝汤别名。"《外台秘要·卷二·伤寒中风方》引《古今录验》,则桂枝汤加黄芩名阳旦汤。可能是同名而异方也。阳旦证,亦即桂枝汤证。虚人感冒,可用桂枝汤和营卫以治之。

[原文]　产后中风,发热,面正赤,喘而头痛,竹叶汤主之。

[注释]　本条既言产后阳气虚微于内,又复感邪于外,故曰中风、发热。阳虚上越,故面正赤,喘而头痛。竹叶汤既解在外之表邪,又温补内部之阳气,乃表里同治之方。

竹叶汤:

竹叶一把　葛根三两　防风　桔梗　桂枝　人参　甘草各一两　附子一枚炮　大枣十五枚　生姜五两

上十味,以水一斗,煮取二升半,分温三服,温覆使汗出。颈项强,用大附子一枚,破之如豆大,前药扬去沫。呕者加半夏半升洗。

[方解]　方中用竹叶、葛根、防风、桔梗、桂枝以清解外表之热,人参、附子、生姜、甘草、大枣以温补体内之虚寒。祛邪与扶正同时并举。

按《千金方》方后无"破之如豆大,前药扬去沫"等字。

[原文] 妇人乳中虚,烦乱呕逆,安中益气,竹皮大丸主之。

[注释] 本条亦言产后体弱而有虚热之证治。本篇为产后病,妇人乳中虚,即产后哺乳期身体虚弱,但内有邪热,故有烦乱、呕逆等证。治法以安中益气为主,佐以清热,竹皮大丸主之。

竹皮大丸方:

生竹茹二分 石膏二分 桂枝一分 甘草七分 白薇一分

上五味,末之,枣肉和丸,弹子大,以饮服一丸,日三、夜二服。有热者倍白薇,烦喘者加柏实一分。

[方解] 本方甘草占全方十三分之七,用以安中,并以枣肉和丸,米饮送服,以加强健脾益气之效,故曰安中益气。竹茹、石膏、白薇清热,合占十三分之五,佐以桂枝疏解表邪。本方作大丸,故名竹皮大丸。白薇对产后虚热效果较好,故发热明显者可倍白薇。柏实,即柏子仁,柏实有收敛肺金之效,故烦喘者可加柏实。

[原文] 产后下利虚极,白头翁加甘草阿胶汤主之。

[注释] "下利虚极",指下痢肛门虚急之极,即里急后重,频频急下,但所下不多,故俗称虚急。此种见证,以血痢为明显,故在白头翁治热痢下重之基础上,加甘草以缓急和中,阿胶益阴止血。故本方亦治肠风痔血。

白头翁加甘草阿胶汤方:

白头翁 甘草 阿胶各二两 秦皮 黄连 柏皮各三两

上六味,以水七升,煮取二升半,内胶,令消尽,分温三服。

[方解] 白头翁、秦皮均为治痢疾之良药。现代药理证明白头翁、黄连均能抑制阿米巴原虫,秦皮、黄柏能抑制痢疾杆菌,故白头翁汤为治痢疾之专方。产后体虚,故加阿胶以益阴养血止血,甘草和中缓急。

(三)"妇人杂病脉证并治篇"注释

本篇共22条,方14首。内容包括热入血室、脏躁、月经病、带下病,以及转胞不得溺、腹痛、痰滞、阴寒、阴疮、阴吹等妇科杂病。治疗方法包括内治法及阴道纳药、阴道洗药、肛门纳药等外治法,范围是颇广的。

[原文] 妇人中风,七八日续来寒热,发作有时。经水适断,此为热入血室,其血必结,故使如疟状,发作有时,小柴胡汤主之。

[注释] 自此以下4条,均言热入血室之证治。条文并见于《伤寒论》中。"血室",有指为胞宫者,有指为冲脉者,有指为肝脏者。余以为指胞宫之说为合。血室,即指蓄溢经血及经血所从出之处,"热入血室",可能是子宫感染发炎之证。

月经期间,包括适来、适断之际,此时身体抵抗力较差,情绪又不稳定,容易感受外邪。感邪以后,邪易内传,又易与血分相结,故证候和一般外感见证不同。

妇女外感风邪之后,适在月经期,经水忽然中断,证见寒热如疟状,发作有时,外邪与血分相结,这是子宫感染邪热所致。以小柴胡汤清肝胆而和表里,故能取效。

小柴胡汤(见前)

[原文] 妇人伤寒发热,经水适来,昼日明了,暮则谵语,如见鬼状,此为热入血室,治之毋犯胃气及上二焦,必自愈。

[注释] 本条重点是与大承气汤证之谵语相鉴别。承气汤证之谵语为不大便五六日乃至十余日,以内有燥屎之胃家实证为主。此则经水适来,热与血相结于胞宫,故不宜用吐、下之法,故曰"毋犯胃气及上二焦",俟月经过后,病可自愈。或参照上条用小柴胡汤清解邪热,以和解法治之亦可。

[原文] 妇人中风,发热恶寒,经水适来,得之七八日,热除脉迟,身凉和,胸胁满,如结胸状,谵语者,此为热入血室也。当刺期门,随其实而取之。

[注释] 本条重点与结胸证相鉴别。结胸证由于表热内陷与胸中之水饮结聚,出现心下痛、按之硬满的证候,故宜用大陷胸(汤或丸),用大黄、芒硝、甘遂、葶苈、杏仁以攻下痰水,或小陷胸汤之黄连、半夏、瓜蒌实以清除痰热。此则虽有胸胁满,但不如陷胸证心下痛且按之硬满之甚,轻重不同,原因亦异。一则病位在胸,一则病位在血室,病位不同,病机也异,故不能用攻下法。本证最初虽有发热恶寒;

119

但经过七八日之后,经水亦已净,故病情逐渐缓解,表现为热除脉迟,身凉和,只遗留胸胁满或谵语,故可刺肝经的募穴期门以泄其热,病自可愈。

[原文] 阳明病,下血,谵语者,此为热入血室,但头汗出,当刺期门,随其实而泻之,濈然汗出者愈。

[注释] 本条亦当有经水适来、适断的情况,因上3条已一再指出,故略去。阳明病,指有胃家实之发热;下血,指阴道下血;谵语,为热入血室,热与血结每有之证候。阳明热盛于上,故但头汗出,刺期门以泻其热,使全身濈然微汗出,热得外泄便愈。

[原文] 妇人咽中如有炙脔,半夏厚朴汤主之。

[注释] 本条为肝郁、气滞、痰凝之见证,后世称之为"梅核气",以肝气郁结,肝脉系舌本,故自觉气上逆,如有物梗阻于喉间,吐之不出,吞之不下,可能为西医所称为神经官能症之一种,即癔症。治宜行气祛痰。

半夏厚朴汤:

半夏一升 厚朴三两 茯苓四两 生姜五两 苏叶二两

上五味,以水七升,煮取四升,分温四服,日三、夜一服。

[方解] 方中半夏祛痰降逆,厚朴、苏叶行气,茯苓健脾渗湿,并有镇静作用,生姜辛散水饮,全方有开结化痰,行气降逆之功。

[原文] 妇人脏躁,喜悲伤欲哭,象如神灵所作,数欠伸,甘麦大枣汤主之。

[注释] "脏躁",可作子脏之病变影响心神躁动不宁解。因本病每发于妇女,且多在月经前后发病,故曰"妇人脏躁"。其特点为出现悲伤欲哭的精神神经症状,同时精神不足而数欠伸,故用养心脾之方为治。

甘麦大枣汤:

甘草三两 小麦一升 大枣十枚

上三味,以水六升,煮取三升,温分三服,亦补脾气。

[方解] 本方重用甘草,以其有和中缓急之功,小麦养脾,故方后称亦补脾气。全方着重甘以养之,不宜用刺激之品也。

此症亦可用百合地黄汤再加龙牡,效果尤佳。

[原文] 妇人吐涎沫,医反下之,心下即痞,当先治其吐涎沫,小青龙汤主之。涎沫止,乃治痞,泻心汤主之。

[注释] "吐涎沫",为上焦有寒饮之象,治应温散其寒水,误下可成痞。证属误治,处理之法,仍宜分先后,须先温散其上焦之寒饮,可用小青龙汤。若涎沫已止,说明寒饮已除,继则纠正误治成痞之证,再用泻心汤以治痞。

小青龙汤:

麻黄(去节)三两 芍药三两 五味子半升 干姜三两 炙甘草三两细辛三两 桂枝(去皮)三两 半夏(汤洗)半升

上八味,以水一斗,先煮麻黄,减二升,去上沫,内诸药,煮取三升,去滓,温服一升。

泻心汤方;

大黄二两 黄连 黄芩各一两

上三味,以水三升,煮取一升,顿服之。

[方解] 上焦有寒饮,小青龙汤用姜、桂、细辛、麻黄以温降水饮,五味子、炙甘草、芍药以敛肺和中。

本条之泻心汤,《医宗金鉴》及日本丹波氏根据《千金方》,均认为当是甘草泻心汤(炙甘草 干姜 半夏 大枣 黄连 黄芩 人参),药证相符,似较合理。

[原文] 妇人之病,因虚、积冷、结气,为诸经水断绝,至有历年。血寒积结胞门,寒伤经络,凝坚在上,呕吐涎沫,久成肺痈,形体损分,在中盘结,绕脐寒疝,或两胁疼痛与脏相连,或结热中,痛在关元。脉数无疮,肌若鱼鳞。时着男子,非止女身。在下未多,经候不匀,令阴掣痛,少腹恶寒,或引腰脊,下根气街,气冲急痛,膝胫疼烦,奄忽眩冒,状如厥癫;或有忧惨,悲伤多嗔,此皆带下,非有鬼神。久则羸瘦,脉虚多寒。三十六病,千变万端。审脉阴阳,虚实紧弦,行其针药,治危得安,其虽同病,脉各异源。子当辨记,勿谓不然。

[注释] 本节词句,与《伤寒论》、《金匮要略》其他条文风格不同。尤其是"形体损分"以后文句,更不像仲景笔法。可能为后世注释文字

混入。如最后云:"子当辨记,勿谓不然"之语,更可证明。各注家对本节的分段和读法,颇有出入。文中有些词句颇为费解,如"在下未多",有些注家认为"未"字乃"来"字之误,作"带下来多"解。《诸病源候论·带下三十六疾候》云:"三固者,一者月水闭塞不通,其余二固者,文阙不载,而张仲景所说三十六种疾,皆由子脏冷热劳损而挟带下起于阴内,条目混漫,与诸方不同。"可见巢氏亦认为本条混乱不清也。

关于三十六种病,巢氏云:"诸方三十六疾者,是十二癥、九痛、七害、五伤、三固,谓之三十六疾也。十二癥者,是所下之物,一者如膏;二者如青血;三者如紫汁;四者如赤皮;五者如脓痂;六者如豆汁;七者如葵羹;八者如凝血;九者如清血,血似水;十者如米汁;十一者如月浣;十二者经度不应期也。九痛者,一者阴中痛伤;二者阴中淋痛;三者小便即痛;四者寒冷痛;五者月水来腹痛;六者气满痛;七者汁出阴中如虫啮痛;八者胁下皮痛;九者腰痛。七害者,一者害食;二者害气;三者害冷;四者害劳;五者害房;六者害妊;七者害睡。五伤者,一者穷孔痛;二者中寒热痛;三者小腹急牢痛;四者脏不仁;五者子门不正引背痛。三固者,一者月水闭塞不通,其余二固者,文阙不载。"可参考。

[原文] 妇人年五十所,病下利数十日不止,暮即发热,少腹里急,腹满,手掌烦热,唇口干燥,何也? 师曰:此病属带下。何以故? 曾经半产,瘀血在少腹不去。何以知之? 其证唇口干燥,故知之。当以温经汤主之。

[注释] 本条论绝经期之崩漏证治。"病下利数十日不止",《医宗金鉴》谓当作"下血"。"利"字可能是传抄之误,此说较为合理。"年五十所",即 50 岁左右之更年期。下血数十日不止,当属崩漏。暮即发热,手掌烦热,唇口干燥,乃属阴血虚使然。少腹里急,腹满,乃瘀在少腹。病属带下,乃妇科病之通称,与下血相符。以唇口干燥为诊断之唯一依据,不够全面,可能其上有缺文。老年崩漏,除瘀阻之外,往往有虚寒,故以活血温补之温经汤为治。但须排除癥瘕之可能。

温经汤方:

吴茱萸三两 当归 川芎 芍药各二两 人参 桂枝 牡丹皮去心 生姜 甘草各二两 半夏半升 麦门冬去心一升

上十二味,以水一斗煮取三升,分温三服。亦主妇人少腹寒,久不受胎。兼取崩中去血,或月水来过多,及至期不来。

[注释] 本方总治妇女虚寒崩漏而兼有瘀滞之方。吴茱萸、桂枝、生姜温经散寒,当归、川芎、芍药和血养血而调经,人参、甘草补气和中,阿胶养血止血,丹皮活血调经,麦冬和阴,半夏燥湿,全方有温经补血、益气和中、益阴止血之效,故可为月经病之效方。方后所云,可能为后人植入之词,但可概括其功效。

[原文] 带下经水不利,少腹满痛,经一月再见者,土瓜根散主之。

[注释] 此节所言之带下,亦妇科病之泛称。"经水不利",乃月经不调之意,"经一月再见者",即月经一月两潮,是经水不利的一种表现。本条言瘀阻而致月经先期之证治。瘀血壅滞,故少腹满痛,瘀血内阻,血不归经,则月经频发,故以活血化瘀之法治之。

土瓜根散方:

土瓜根 芍药 桂枝 䗪虫各三分

上四味,杵为散,酒服方寸匕,日三服。

[方解] 土瓜,《本草纲目》称为王瓜。李时珍曰:"土瓜,其根作土气,其实似瓜也,或云根味如瓜,故名土瓜。王字不知何义。瓜似雹子,熟则赤色,鸦喜食之,故俗名赤雹、老鸦瓜。一叶之下一须,故俚人呼为公公须。"土瓜根味苦气寒,能治瘀血经闭,乳汁不通等。余临证多年未尝使用此药,故无经验。䗪虫活血祛瘀,桂枝、芍药温经和血,散以散之,酒服所以佐药力之温行。

[原文] 寸口脉弦而大,弦则为减,大则为芤,芤则为虚,虚寒相搏,此名曰革,妇人则半产漏下,旋覆花汤主之。

[注释] 本条同见于"血痹虚劳"篇,"半产漏下"之后有"男子则亡血失精"等字句,但无方治。又重见于"惊悸吐衄"篇,"半产漏下"之后,有"男子则亡血"句,亦无方治。旋覆花汤为"五脏风寒积聚"篇用以治肝着之方,原文云:"肝着,其人常欲蹈其胸上,先未苦时,但欲饮热,旋覆花汤主之。"本条方治,乃后人错简于此,不应强释也。

本条阐述芤、革乃虚寒之脉,往往见于亡血失精患者。半产、漏

123

下,乃妇人亡血最常见之原因也。

旋覆花汤方:

旋覆花三两 葱十四茎 新绛少许

上三味,以水三升,煮取一升,顿服之。

[**原文**] 妇人陷经,漏下黑不解,胶姜汤主之。

[**注释**] 陷经,即漏下经久不止。黑不解,血色黯黑不止也。原因为寒邪凝滞使然,治宜温经散寒止血。胶姜汤原书未见,阿胶、炮姜足以赅括方义。有谓即胶艾汤者,不足信。如属同一方,何必另立方名?且胶艾汤并无炮姜。又有谓即胶艾汤加干姜,亦即《千金方》之大胶艾汤,均属臆说。本方必为传抄者漏去。

[**原文**] 妇人少腹满如敦状,小便微难而不渴,生后者,此为水与血俱结在血室也。大黄甘遂汤主之。

[**注释**] 本条应属产后篇而错移于此。乃产后腹痛之一种证治。产后少腹胀满如土敦状,小便微难,不渴,为水液与血结于血室之候,故宜泻瘀逐水为治。

大黄甘遂汤方:

大黄四两 甘遂二两 阿胶二两

上三味,以水三升,煮取一升,顿服之,其血当下。

[**方解**] 方中甘遂逐水,大黄活血泻下而能下瘀血,阿胶入血分而和阴。因产后体虚,故于攻下药中,配入阿胶以和血益阴。

[**原文**] 妇人经水不利下,抵当汤主之。

[**注释**] 经水不利下,包括月经过期不来,或经血排出不畅,或量少而血块多且有腹痛等均是。乃瘀血壅阻不通之故,所以用活血逐瘀泻下之剂以通利之。

抵当汤方:

水蛭三十个熬 虻虫三十枚熬 去翅足 桃仁二十个去皮尖 大黄三两酒浸

上四味,为末,以水五升,煮枣三升,去滓,温服一升。

[**方解**] 水蛭、虻虫、桃仁均为活血去瘀之品,大黄泻下祛瘀,为去瘀之峻剂。

[原文] 妇人经水闭不利,脏坚癖不止,中有干血。下白物,矾石丸主之。

[注释] 本条文字前后不相连属。前三句为一段,属瘀阻经闭,当下瘀血汤所主。产后腹痛条云:"……此为腹中有干血着脐下,宜下瘀血汤主之,亦主经水不利。"疑与上节有所错简。矾石丸乃治下白物带下病之外治方。

矾石丸方:

矾石三分烧　杏仁一分

上二味,末之,炼蜜和丸枣核大,内脏中,剧者再内之。

[方解] 烧矾石,即今之枯矾,具有收敛作用,可减少阴道分泌物。杏仁,利用其有油质与炼蜜同作赋形剂。脏,泛指子脏阴道,实即纳入阴道内。汉代妇科外治法已有阴道栓剂纳药,惜此法后因封建礼教所限未能推广及发展。

[原文] 妇人六十二种风及腹中气血刺痛,红蓝花酒主之。

[注释] "六十二种风"无可考。腹中气血刺痛,当为气血瘀滞所致。红蓝花,即红花。元坚云:"赵氏认为六十二种风尽以一药治之,明其非仲景法。"陆渊雷氏云:"自此以下三条,皆以一方统治若干病,而证候不析,疑皆非仲景语也。"然红花酒治妇女气血瘀滞之腹痛,确有良效,其方不可废也。

红蓝花酒方:

红蓝花一两

右上一味,以酒一大升,煎减半,顿服一半,未止再服。

[原文] 妇人腹中诸疾痛,当归芍药散主之。

[注释] 妇科腹痛,一般可用当归芍药散主之,以其能活血健脾去湿缓痛也。

当归芍药散(见妊娠腹痛)

[原文] 妇人腹中痛,小建中汤主之。

[注释]《伤寒论》虚劳篇云:"虚劳里急,悸,衄,腹中痛,梦失精,四肢酸疼,手足烦热,咽干口燥,小建中汤主之。"本条只言腹中痛,别无其他辨证资料可供参考,参照"虚劳"篇小建中汤证则知本条之腹痛

乃中焦虚损所致,故以小建中汤温中和营卫以缓其急痛也。

小建中汤方:

桂枝三两去皮 炙甘草二两 大枣十二枚 芍药六两 生姜三两 胶饴一升

上六味,以水七升,煮取三升,去滓,内胶饴,更上微火消解,温服一升,日三服。呕家不可用建中,以甜故也。

[方解] 小建中汤即桂枝汤倍芍药加饴糖。倍芍所以缓急,饴糖所以建中也。故有温健中焦和营卫而缓和急痛之功。

[原文] 问曰:妇人病,饮食如故,烦热不得卧,而反倚息者何也?师曰:此名转胞,不得溺也。以胞系了戾,故致此病,但利小便则愈。宜肾气丸主之。

[注释] 本条所言之烦热不得卧,倚息,主要由于不得溺所致,并非肺经之病。因尿液潴留,尿毒上逆,故烦热不得卧而倚息。治宜利小便以解除其病因。这里的“胞”,乃指膀胱,“胞系了戾”,系推想其所以不得溺由于水道不顺畅而致,肾阳不足,膀胱气化无力,则排尿异常。

肾气丸方:

干地黄八两 薯蓣四两 山茱萸四两 泽泻三两 茯苓三两 牡丹皮三两 桂枝 炮附子各一两

上八味,末之,炼蜜和丸梧子大,酒下十五丸,加至二十五丸,日再服。

[方解] 肾气丸主要在于温肾化气,能改善肾与膀胱之气化功能,使小便能正常排泄,不利者利,过多者减少。仲景在多个篇章陈述肾气丸之主证:①“血痹虚劳篇”:“虚劳腰痛,少腹拘急,小便不利者”;②“痰饮咳嗽病篇”:“短气有微饮,当从小便去之”;③“消渴小便不利淋病篇”:“消渴,小便反多,饮一斗,小便亦一斗”;④本条之“不得溺”。以上诸证,临床表现虽不同,其原因主要为肾气微弱,失于气化。肾气丸能强化肾气。“膀胱者,州都之官,津液藏焉,气化则能出矣。”证候虽不同,但病机均为肾之气化功能不良,故可异病同治。盖本方所以温化肾水也。

［原文］　妇人阴寒，温阴中坐药，蛇床子散主之。

［注释］　妇人阴寒，多为肝肾虚寒。肾主生殖，肝脉绕阴器。本病多见于体质虚寒或多产、中年以上之妇女，往往兼有白带增多。治宜温经散寒。"坐药"，谓纳入阴中之药。

蛇床子散方：

蛇床子仁

上一味，末之，以白粉少许和令相得，如枣大，绵裹纳之，自然温。

［方解］　蛇床子苦辛温，能温肝肾而助阳，并燥湿杀虫。与矾石散同属阴中纳入之外治药。

［原文］　少阴脉滑而数者，阴中即生疮，阴中蚀疮烂者，狼牙汤洗之。

［注释］　少阴脉当为足少阴肾经之脉，脉滑而数，为有湿热之象，阴中生疮，为肾经湿热使然，治宜清湿热以驱虫。

狼牙汤方：

狼牙三两

上一味，以水四升，煮取半升，以绵缠箸如茧，浸汤沥阴中，日四遍。

［方解］　狼牙，《神农本草经》谓其"能治邪气、热气、疥瘙、恶疮、疡痔，去白虫"，是一种苦寒清热杀虫药。《本草纲目》将狼牙与狼毒分别记载颇详，二者不能相混。但狼牙后世少用，1977年版《中药大辞典》不载。有谓狼牙即仙鹤草之嫩根芽，查《中药大辞典》仙鹤草条；确有狼牙草之异名(辽宁)。仙鹤草之植物形态与《本草纲目》所描述之狼牙草颇为相似，但性味主治不同，二者是否同一物，尚未可定论。据现代药理分析，仙鹤草具有抗菌及抗寄生虫作用。用仙鹤草嫩茎之浓煎剂抹洗阴道，对阴道滴虫病亦有良好效果(见《中草药通讯》(1)：37，1972)。可供参考。

狼牙汤为最早用药物洗阴道之外治方，开后世妇科冲洗法之先河。

［原文］　胃气下泄，阴吹而正喧，此谷气之实也，膏发煎导之。

［注释］　"阴吹"，往往与带下病并见，因阴道分泌物增多则容易

127

产生气体也。当气体排出而有响声,故名。"胃气下泄",可理解为浊气下泄。本病与饮食习惯、卫生条件有一定关系。又阴道直肠有小瘘管者,或排便不畅者,亦易发生本证,故曰"谷气之实"也。

猪膏发煎:

猪膏半斤　乱发如鸡子大三枚

上二味,和膏中煎之,发消药成。

按:猪膏发煎原为"黄疸篇"治"诸黄"之方,乃用以内服者,此条则曰"导之",乃属外用药,如蜜煎导等之纳谷道中者然。因此,注家认为本方证治不相属,疑莫能明。

三　陈自明《妇人大全良方》的成就与贡献

陈自明,字良甫,宋代江西省临川县人,生于公元1190年,卒于1270年。家中三世业医,收藏历代医书甚多,并保存了不少祖传经验方,为他钻研医学具备了良好的条件。他曾在建康府明道书院当过"医谕"(相当于医学教授),在博览群书中,感到古代在妇产科和外科方面的专著太少,且多略而不详,既不够系统,也不够全面,所谓"纲领散漫而无统",因而从事这两方面的著述,终于写成《妇人大全良方》和《外科精要》;其中以前者对后世影响较大,本篇仅就妇产科方面加以阐述。

陈自明搜集了宋代以前有关妇产科的著述三十多种,结合他自己的经验和祖传有效方,经过整理,于嘉熙元年,即公元1237年著成《妇人大全良方》二十四卷,对妇产科学术作了较系统的总结,具有承前启后的作用,为后世妇产科学奠定了基础。明代薛立斋特加以校注补充,称为《校注妇人良方》。

《妇人大全良方》共分为八门,每门列有若干证,有论有方,并附治验,体例较为完整。其中,调经门二十论,包括月经生理、月经不调、经闭、痛经、月经过多、带下等;众疾门九十一论,包括外阴炎、阴痒、阴道炎、子宫脱垂、膀胱阴道瘘、子宫和卵巢肿瘤、结核,以及由于月经、孕、产而引致的疾病或因其他全身性疾病所引起的妇产科病等内容；求嗣门十论；胎教门八论；候胎门六论，包括脉象、饮食宜忌、妊娠药禁等；妊娠疾病门五十论，包括妊娠呕吐、妊娠水肿、先兆子痫、葡萄胎、先兆流产、不可避免流产、习惯性流产、早产、妊娠期泌尿系疾病、合并心脏病和感染其他疾病、绝育、避孕等；坐月门十一论；产难门七论，包括横产（横位）、倒产（足先露）、偏产（额先露）、碍产（滞产）、坐产（臀先露）、盘肠产（包括脐带绕颈等）、临产时胎死腹中等；产后门七十一论，包括产后护理、胎盘不下、产后大出血、产后休克、产后破伤风、恶露不绝、产褥感染、产后便秘、产后尿潴留、尿瘘、乳汁异常等。

全书对妇科和产科两方面，同样重视，因宋代的医事制度，妇产科已明确分立为一门专科了。

（一）关于气血、脏腑与妇产科关系的论述

《妇人大全良方》论述月经的生理，是根据《黄帝内经》关于肾气盛，天癸至，任脉通，太冲脉盛，则月事以时下的机制来阐述的。他说："天，谓天真之气，癸，谓壬癸之水。天癸者，物之自然。"认为天癸是天真之气所产生的物质，属水。妇女的月经和妊娠，除与肾和天癸、冲脉、任脉有直接关系外，与人体的气血具有密切的关系。他指出："夫人之生，以气血为本，人之病，未有不先伤其气血者。"又说："气血者，人之神也。妇女以血为根本。"如能认真对待，注意调护，则"血气宜行，其神自清，月水如期，血凝成孕。"血气是人体生理功能的一种重要物质基础，如血气和调，则抗御力强，虽受外因侵袭，也不为病。否则病邪乘虚而入，诸证丛生。他引用《博济方论》说："夫人将摄顺理，则气血和调，六淫不能为害。若劳伤血气，则风冷乘之。"又如他论月经不利："妇人月水不利者，由劳伤气血，体虚而风寒客于胞内，伤于冲任之脉故也。"又论月水不断："妇人月水不断，淋漓腹痛，或因劳损气血而伤冲任，或因经行而合阴阳，以致外邪客于胞内，滞于血海故也。但调养元气，而病邪自愈；若攻其邪，则元气反伤矣。"以上类似的论述，在《妇女大全良方》中还有很多。其中提出了以下几个论点，值得参考。

1. 根据《黄帝内经》"邪之所凑，其气必虚"和"正气存内，邪不可干"的论点，论证妇产科疾病之发病与否，关键在于脏腑气血是否正

常,外邪只是致病的一种条件。

2.劳损气血还要伤及冲任,外邪入侵则要客于胞内,才会发生妇产科疾病,而经行时合阴阳等往往成为外邪客于胞内的途径。因"妇人冲任二脉,为经脉之海,外循经络,内荣脏腑,如阴阳和平,则经下依时。若劳伤不能约制,则忽然暴下。"又说:"妇人病有三十六种,皆由冲任劳损而致。"这是病机上与内科不同的特点。

3.治法上多着重扶正以祛邪

这些论点,说明陈氏对妇产科疾病及其治法的认识,是充分掌握其特点和要点的。

气血来源于脏腑。经、孕的正常,主要在于肾气的盛实,但与肝、脾也有很大的关系。肝藏血,脾统血,并为后天气血生化之源。因此,《妇人大全良方》很重视肾、肝、脾与妇产科疾病的关系。如《血枯方论》说:"病名曰血枯,此年少时因大脱血,或醉而入房,亏损肾肝。盖肝藏血,受天一之气以为滋荣。若脱血失精,肝气已伤,肝血枯涸不荣而胸胁满,妨于食,则肝病传脾……",如果妇女月水不通由于"伤损肝脾,但滋其化源,其经自通。"至于妇科兼夹其他疾病,往往亦与此三经有关。例如《妇人风邪脚气方论》云:"妇人脚气,乃肝脾肾三经或胞络气虚,为风毒所搏而患。盖胞络属肾,主于腰脚……或产后,或行经,风毒相搏。"陈氏特别重视肾、肝、脾与妇产科的关系,这是通过临床实践和深入钻研得来的认识,现在看来,还是很正确的。

脏腑气血可以受到精神因素的影响。《妇人大全良方》指出:"积想在心,思虑过度,多致劳损。"精神因素导致的疾病,首先要从思想上解决问题,药物才会起到相应的作用。因此,他指出:"自能改易心志,用药扶持,庶可保生。"

总之,对于妇产科疾病,陈氏认为必须重视脏腑、气血、冲脉、任脉及精神等内在因素,才是掌握病机的关键。

(二)对妇产科疾病诊疗上的见解

四诊合参、辨证施治,这是中医学各科诊治方法的精髓,妇产科亦不例外。所以陈氏引用《产宝方论》说:"古人治妇人别著方论者,以其胎妊生产崩漏之异。况郁思倍于男子,若不审虚实而治之,多致夭柩。"审虚实,主要是靠望、闻、问、切四诊。但在封建社会所谓男女授受不亲的旧礼教桎梏下,男医生要对妇女作详细的四诊是有困难的。《妇人大全良方》指出:"今富贵之家,身处帷幔,出手诊候,不能尽望、闻、问、切之情,卒尔投药,乌可尽其术耶?况医者质问谆谆,病家遂谓业术不精而不信,岂能使药之奏效耶?!"这是直接对封建社会的控诉。

中医有"异病同治,同病异治"的治疗原则,具有相反相成的辩证思想。因此,同一机制的多种疾病可用同一方药治疗;而同一种疾病,则由于患者体质的不同,疾病之早期、后期各异,证候寒、热、虚、实的差别,其治法和处方用药却有所不同。《妇人大全良方》中曾提出过使用通用方。由于妇人以血为主,故《通用方论》中以四物汤加减为妇产科的通用方。他说:"夫通用方者,盖产前产后皆可用也,或一方治诸症,不可入于专门,当变通而施治,乌可泥也?"认为以四物汤为主加减运用,可"治血虚月经不调、腰腹作痛、崩中漏下、半产、产后、恶露内停或出血过多而痛"等。这是后世有多种四物汤的依据。陈氏处方用药,师古而不泥古。如温经汤之方名与仲景之《金匮》温经汤同,也是用以治寒气客于血室,但药物组成却不尽相同(陈氏的温经汤为:当归、川芎、芍药、人参、丹皮、甘草、桂心、莪术、牛膝)。陈氏认为医生必须系统地掌握理、法、方、药,以理论指导临床时的处方用药,如一方不效,则要另换他方。如无成方可据,或逢药物不全,则应在理论指导下以平脉辨证,据证立法,依法制方,随证选用药物。这样,在任何情况下,都可作出正确的处理。所以他说:"世无难治之病,有不善治之医,药无难代之品,有不善代之人。"如非深求博览,曷克臻此?

《妇人大全良方》对于妊娠疾病,论列较详。认为不少全身性的流行病和传染病,如伤寒、时气、疟疾、霍乱及其他发高热的热性病,若妊娠期合并感染,均足以导致流产。说明他通过深入的临床观察,总结经验,对此深有体会。又如认为分娩之难易,主要在于气血是否充盛和调,因为"妇人以血为主,惟气顺则血和,胎安则产顺。"妊娠以后,应参加适当的劳动,才有利于分娩。指出"今富贵之家,过于安逸,以致气滞而胎不转动,或为交合……皆致产难。"主张产后安静休息一段时期,使产伤逐渐恢复。"须气血平缓,方可治事。""产后将息如法,脏腑

131

调和,庶无疾苦。"他反对早婚和孕产过多。"男虽十六而精通,必三十而娶;女虽十四而天癸至,必二十而嫁,皆欲阴阳完实,然后交而孕,孕而育,育而子坚壮强寿。""虚人产众,则血枯杀人。"为了减少生育,故录有《断产方论》,说:"然妇人有临产艰难;或生育不已,而欲断之,故录验方,以备所用。"我国自《山海经》、《备急千金要方》以降,都已经注意到避孕和绝育的方药了。

关于抽搐的鉴别,《妇人大全良方·妇人筋脉瘛疭方论》说,"凡癫痫、风痉、破伤风三症,皆能瘛疭,但癫痫则仆地不省,风痉瘛疭则角弓反张,破伤风瘛疭则有疮口。"认识到破伤风的感染途径是有过破伤的创口。在当时能够有这样明确认识和鉴别诊断,是难能可贵的。

陈氏除妇产科外,兼长于外科,除另有专著外,在《妇人大全良方》第二十四卷列有"疮疡门",因有些皮肤疮疡之病是和妇人的胎产、行经、精神因素等有关,必须"审本症,察兼症……若患者忽略,治者不察,概内用清热消毒之药,外用追蚀线结之法,反为败症。"主张从脏腑、经络、气血来调治,"慎不可专治其外,致伤气血也。"生活上则要"节饮食、慎起居、戒七情"来加以配合。他描写一些妇女特有的外科病是比较详尽的。如《妇人疬疭方论》云:"妇人疬疭,一名便痈,一名便毒,俗名瘘子。或因肝经湿热下注,或郁怒伤损肝脾。其外症或两拗小腹肿痛,或玉门焮肿作痛,或寒热往来,憎寒壮热,其内症小便涩滞,或腹内急痛,或小腹痞闷,或上攻两胁,或晡热重坠。若两拗小腹肿痛,肝经湿热壅滞也,用龙胆泻肝汤,玉门肿胀,肝火血虚也,用加味逍遥散(按:即丹栀逍遥散)及龙胆泻肝汤加木香。"这些描述,与现代所认识的前庭大腺炎颇相似。所谓便痈、便毒,是指小便处的痈毒。又如对乳痈、乳癌的鉴别诊断非常明确。

(三)批判地继承

陈自明在公元十三世纪期间,结合他自己的经验来总结我国科学的成就,写成这本《妇人大全良方》,范围广,内容丰富,有论有方,辨证明确,成为当时较有系统的妇产科第一本专书,而且把前人一些论著的内容和方药保留下来,贡献甚大,在妇产科方面是遥遥领先的。但是中国的文化遗产,由于受到封建社会的影响,必须用一分为二的观点来对待。本书固然有很多精华，但亦掺杂了一些糟粕，其中如唯心的、迷信的东西，应当批判和扬弃。此类内容以求嗣门、胎教门、候胎门、坐月门等为多。如求嗣门有谓"夫无子者，其因有三：一、坟墓风水不利，二、夫妇年命相尅，三、夫妇疾病。"前二者纯粹是封建迷信的说法。又如记录"窦禹钧夜梦其亡祖父谓之曰：汝缘无子，又且不寿，宜修善行。自是佩服乃训。复梦祖父谓曰：汝名挂天曹，以有阴德，特延算三纪，勒锡五子，悉皆荣显"云云。这些记录，全盘继承了封建唯心迷信的衣钵。又如《胎教门》记有胎化之法，如《转女为男法》："一妇人怀娠未满三月，男女未定，形象未成，故药饵方术，可以转令生男者，理或有之。其法以斧置妊娠床下，系刃向下，勿令人知，恐勿信，试令鸡抱卵时，依此置窠下，一窠尽出雄者。……又妊娠才满三月，要男者以雄黄半两，衣中带之，要女者，以雌黄带之，以上诸法，试之良有验也"云云。这都是唯心的无稽之谈。又如《候胎门·胎杀避忌产前将护法》、《食忌论》中有"食羊肝令子生多厄，食兔肉令子唇缺，食螃蟹令子横生……"等等。《坐月门》的逐月安产藏衣忌向方位，推妇人行年法、禁草法、禁水法、催生灵符等，都是迷信之说。《妇人大全良方》这些说法，主要是受当时盛行的祝由科影响。这些内容，到了明、清时代的妇产科书已扬弃之。我们要进一步去粗取精，去伪存真，才能更好地继承和发扬。周总理教导我们："继承发扬祖国医药学遗产，要批判地继承，批判地吸收，好好发扬。毛主席历来指示，凡是对古代的东西，好的发扬，坏的去掉，对外国的也是这样。这才符合毛主席的思想。"（摘自 1971 年 2 月 6 日接见全国中西医结合工作会议代表和全国中草药新医疗法展览会工作人员时的讲话记录）我们对待中医学文化遗产，必须本着这样的态度。

四 张景岳的学术思想及其对妇科的论点

　　明代著名医家张介宾，字会卿，号景岳，别号通一子。约生于明朝嘉靖四十年，卒于崇祯十二年（公元 1561—1639），享年 78 岁。祖籍山阴(今浙江省绍兴)。早年曾游于现今东北、朝鲜、华北、山东等地。他博学多才,不重科举而喜欢研习医学、兵法、天文、地理、音律、术数、哲理等。对于诗、书、易、礼、春秋及诸子百家,无不阅览,尤其对于《易经》的哲理研究较深。早年曾在京师随当时的名医金英(字梦石)学习,尽得其传。并"从其尊人寿峰公之教,得观《黄帝内经》"。中年以后,专研医药。他一生治学严谨,勤于著述,不断实践,勇于创新,是一位著名的医学家,时人称之为当今之仲景。

景岳坚持撰著 40 多年,编有《类经》32 卷,《类经图翼》15 卷(含《类经附翼》四卷),共数十万言。晚年更结合一生的临床经验写成《景岳全书》64 卷,凡一百多万言。内容从中医基本理论、中药、方剂、诊断、内科(包括伤寒、杂病)、外科、妇科、儿科等,无不包罗。在继承前人理论与经验的基础上,张景岳发挥了自己的见解,并创制了不少新方。此外,还著有《质疑录》一卷,载于《医林指月》,对前人的某些见解加以评议,亦对自己早期的言论加以修订。

总观景岳的论著,不仅博收广采,善于继承,并经过一番研究整理工夫,加以总结,使中医理论更加系统化。如《类经》是采取"从类分门"之法,把《灵枢》、《素问》综合整理,达到"条理分,纲目举,晦者明,隐者见"的境地,以便于后人的学习和检索。又如《景岳全书·传忠录》有辨寒、热、虚、实、表、里、阴、阳等篇,这是中医八纲辨证的章本。他在各种著述中不断提出自己的见解和经验,丰富了中医学术内容。与那些只汇集前人之说而成书,毫无定见者大不相同。虽其中有些见解不免有所偏颇,如说"实而误补,不过增病,病增者可解,虚而误攻,必先脱元,元脱者无治矣。"有时也掺杂一些形而上学观点于其间。如说"象数未形而理已具。""未有天地之先,毕竟先有此理"(《类经图翼·运气》)等。但从总的来说,瑕不掩瑜,张景岳仍不失为一位既有理论又有临床经验,既有继承又有发扬的医学名家。对后世影响颇大,功不可没。

(一)景岳的学术思想

景岳对于《黄帝内经》的研究,造诣颇深。其学术思想主要源于《灵》、《素》。他将《灵枢》、《素问》条文顺序打乱,采取以类相从之法,编注成《类经》及《类经图翼》、《类经附翼》。他特别重视《黄帝内经》之阴阳学说，"阴阳者，天地之道也，万物之纲纪，变化之父母，生杀之本始，神明之府也。"阴阳学说是自然哲学的理论基础。张氏在《类经·阴阳类》的条文注释说："阴阳者，一分为二也。"这种认识具有辩证法之科学内容。又在《类经附翼·大宝论》中说："命之所系，惟阴与阳，不识阴阳，焉知医理？"说明阴阳学说在中医学上的重要性。《景岳全书·阴阳篇》更明确指出："凡诊病施治，必须先审阴阳，乃为医道之纲领，阴阳无误，治焉有差？医道虽繁，而可以一言以蔽之者，曰：阴阳而已。"他根据《易经》阴阳互根之理，认为阴与阳既不可须臾离，更不能相失，而是有互相资生的作用，亦即《黄帝内经》谓"阴平阳秘，精神乃治，精神离决，精气乃绝"之义。故他在《景岳全书·新方八略·补略》提出"善补阳者，必于阴中求阳，则阳得阴助而生化无穷；善补阴者，必于阳中求阴，则阴得阳升，而泉源不竭。"这是对人体阴阳二气互相依存、互相资生和互相调节的认识，并运用它以指导治疗和用药的原则。他认为人体的真阴真阳，只患其不足，不患其有余，这是张氏比较重视滋补的理论基础。五脏之中，则较重肾、脾，认为肾主先天的真阴真阳，脾主后天水谷之精气，均为人身之本。先天后天相互支持与协调，以维持精神体质之盛壮。故治法较着重于调补肾、脾。

135

景岳对于金元四大家之学术观点，既吸收其所长，又不完全苟同，而独树一帜。如对刘完素（河间）提出的"六气皆从火化"而主张苦寒泻火之说，认为不大符合辨证施治原则。因疾病有寒、热、虚、实，治法有温、清、补、泻，若概用或过用苦寒，足以耗损真气，邪虽去而正已虚，或邪未去而正已衰，则贻害无穷。对于张子和把疾病概视为邪气为害，而泛用汗、吐、下三法以驱邪，景岳更持异议，认为不少疾病是因身体虚损而致者，如非有外邪或纯实之证，则汗、吐、下之法足以大伤气、阴，不宜妄用。对于李东垣着重调理脾胃立论，主张升阳益胃，则比较尊崇。但对其"火与元气不两立"之说，及其用药过于轻微，也提出了异议。其分歧点主要对"火"字的含义及所指的内容，认识各有不同。东垣所指的是火邪，景岳所理解的是真火，亦即真阳。由于对字义的理解不同，以致互相径庭，这种争议本来是不必要的。对于朱丹溪所言之"阳常有余,阴常不足"之说,景岳最初颇为信服,继则疑信参半,经过临床验证之后,终则大加反对。认为阳既非有余,阴亦常感不足。指出真阴真阳在人体作用之重要性,应善于补阴扶阳,以增强人体正常之物质与功能,体质才能盛壮。如在《景岳全书·辨丹溪》中说:"人得天地之气以有生,而有生之气即阳气也,无阳则无生矣。"并引用《素问·生气通天论》谓"阳气者,若天与日,失其所则折寿而不彰,故天运当以日光明"之言为据。又于《类经附翼·大宝论》中指出:"天之大宝,只此一丸红日,人之大宝,只此一息真阳。"以反驳丹溪"阳常有余"之说,并批评其以黄柏、知母作为养阴药之不当。景岳比较重视滋阴与补阳,因取钱仲阳之地黄丸和张仲景之肾气丸为基础,化裁出左归、右归之剂,包括左归饮、丸,右归饮、丸等一系列滋阴补阳之方药,作为滋养真阴及温补真阳之剂。一方面壮水之主以制阳光;一方面益火之源以消阴翳,分别调补阴阳,这是他善于学古而不泥古并加以创新的一种表现。他把自制的药方186首,分为补、和、攻、散、热、寒、固、因八类,称为"新方八阵";同时收集古方2275首,按其性能同样分为上述八类,称为"古方八阵"。张氏的学识是多方面的,对哲学、天文、地理、音律、兵法等都有研究。他认为用药如用兵,将方药分别称为阵,具有战阵之意。

景岳师古而不泥古,即使是对张仲景的著述,也是如此。如在《景岳全书·伤寒典》中说:"凡用药处方,最宜通变,不可执滞。……但使学者能会仲景之意,则亦今之仲景也,又何必以仲景之方为拘泥哉?"《景岳全书·新方八阵》中的药方,不少是根据临床实践从古方加减化裁而成的。例如左归饮,是从地黄丸以枸杞、炙甘草易丹皮、泽泻而成。这些例子很多,于此可见其治学求实与创新的精神。这种方法与态度,是值得我们学习的。

景岳治病,多重补益。药物中尤推崇人参与熟地。在《景岳全书·本草正》中说:"人参有健运之功,熟地禀静顺之德,一阴一阳,相为表里,一形一气,互主生成,性味中和,无踰于此。"认为两者是扶阳滋阴的理想药物。他之所以着重温补肾、脾,可能与其所接触之阶层多属阴阳亏损者有关。张氏出身于官宦世家,所交游者亦多豪门巨贾,这个阶层之患者往往穷奢极欲,疾病多由精气不足所引起。饮食无度则伤脾,性欲不节则伤肾。加以当时社会动乱,生活不定,一般民众的身体亦容易耗损虚衰。景岳学术思想之形成,与其所处之特定环境有密切的联系。

医者所面对的是病人和证候,应该通过四诊以辨别寒热虚实而加以重治,这点景岳是比较明确并极为强调的。《景岳全书·传忠录·藏象别论》指出:"人之气质有常变,医之治病有常变,欲知常变,非明四诊之全者不可也。"又在《景岳全书·论治篇》说:"凡看病施治,贵乎精一。盖天下之病,变态虽多,其本则一。天下之方,治法虽多,对证则一。故凡治病之道,必确知为寒,则竟散其寒;确知为热,则竟清其热。一拔其本,诸证尽除矣。"在其《新方八阵》中,既有热阵,也有寒阵。既有补阵,也有攻阵。既有固阵,也有散阵。可见张氏并非不问寒、热、虚、实而概用温补的。虽然他不免有所偏,如《论治篇》说"凡临证治病,不论其有虚证、无虚证,但无实证可据而为病者,便当兼补,以调营卫精血之气,亦不必论其有火证、无火证,但无热证可据而为病者,便当兼温,以培命门脾胃之气"等过激之言。但仅以此而否定其辨证施治之原则,那就不够公平了。

景岳处方用药,反对杂乱,力主精专。他批评当时的一些庸医:"凡遇一证,便若观海望洋,茫无定见,则势有不得不为杂乱,而用广络原野之术。盖其意谓虚而补之,则恐补之为害,而复制之以消;意谓实而消之,则恐消之为害,而复制之以补。其有最可哂者,则每以不寒不热、兼补兼泻之剂,确然投之,极称稳当。此何以补其偏而救其弊乎?"(见《论治篇》)这种批评是很中肯的。因为疾病的机制,主要是邪正的偏盛偏虚。医者之用药治病,就是要补偏救弊。邪盛者攻之、清之、泻之、散之,正气虚者补之、固之、养之。疾病虽会有虚实夹杂,但必有主次之分。医者经过诊视之后应有定见,才能治得其当。他在《论治篇》指出:"与其制补以消,孰若少用纯补而渐进之为愈也,与其制攻以补,孰若微用纯攻自一而再之为愈也?"审察病情之后,如已掌握其要领,则应大胆用药,以求直达病所。他说:"用药本贵精专,尤宜勇敢。……新暴之病,虚实既得其真,即当以峻剂直攻其本。……真见里实,则以凉

137

膈、承气,真见里虚,则以理中、十全;……表实则麻黄、柴、桂之类。但用一味为君,二三味为佐使,大剂进之。……必赖其力而料无害者,即放胆用之。性缓者可用数两,性急者亦可用数钱,若三、五、七分之说,亦不过点名具数,儿戏而已。"当然,这是指一般药物而言,至于有剧毒或量少而效宏之品,如麝香、蟾酥、巴豆之类,则不当重用也。总之,用药应视病情之需要,应重则重,该轻则轻,贵在医者临证时之权衡耳。

(二)景岳对妇科的论点

《景岳全书·妇人规》二卷,是张介宾的妇科专著,内容较为完备。既有理论,又分门别类,有方药治疗,既引用各家之说,又提出了自己的见解。在当时来说,是既有继承又有发展,且较有系统的妇科专篇。从理论体系来说,与其整个学术思想是一致的。他认为女子属阴,妇女以血为主,而血也属阴。其生理特点虽有经、带、胎、产,但以月经为重点。因月经之调与不调,可反映出身体健康之情况,故妇女首重调经。在《妇人规·经脉诸脏病因》说:"女子以血为主,血旺则经调而子嗣。……故治妇人之病,当以经血为先。"然月经之来潮,与脏腑经络的物质功能有密切关系。《素问·上古天真论》指出:"女子七岁,肾气盛,齿更发长;二七而天癸至,任脉通,太冲脉盛,月事以时下,故有子;三七肾气平均,故真牙生而长极……七七任脉虚,太冲脉衰少,天癸竭,地道不通,故形坏而无子也。"天癸是什么?在《妇人规·经脉之本》张氏解释说:"天癸者,言后天之阴气,阴气足而月事通。"又《传忠录·阴阳篇》说:"元阴者,即无形之水,以长以立,天癸是也,强弱系之,故亦曰元精。"他认为天癸是人体经过后天水谷之精气逐渐滋养而产生的一种微量体液。无形之水,即肉眼看不见者,它与血液、唾液、泪液、汗液、精液等肉眼能看得见者不同。惟天癸这种"无形之水"对人体作用很大,与身体之发育成长和强弱,具有密切的关系。而对月经之来潮与否更有直接的作用。天癸至则月经来潮;天癸竭则月经断绝。它又直接受到肾气的控制,肾气盛则天癸至;肾气衰则天癸竭。故"调经之要,贵在补脾胃以资血之源,养肾气以安血之室"(见《妇人规·经不调》)。因为不论七情、六淫、饮食等病因,虽可起于心、肺、肝、脾,但"及其甚也,则四脏相移,必归脾肾"(《妇人规·经脉诸脏病因》)。且妇科疾病,"虚者极多,实者极少"(《经不调》)。故妇科治法多用补肾健脾,而肾、脾之中,尤以肾为根本。所谓"阳邪之至,害必归阴;五脏之伤,穷必及肾,此源流之必然,即治疗之要着"(《经脉诸脏病因》)。这些论点,与景岳整个学术思想是一致的。

诊视月经病,除脉证以外,张氏特别提出辨经色以分寒、热、虚、实,这对临床诊断具有较大的参考价值。此外,他对妇产科疾病的诊疗更指出要随证、随人来分别处理,决不能执成不变。如在《妇人规·安胎》中指出,胎气有寒而不安者,有热而不安者,有虚而不安者,有实而不安者,治法用药则"宜凉则凉,宜补则补,惟以安之、固之为主。"(见《妊娠卒下血》)又说:"盖胎气不安,必有所因,或虚或实,或寒或热,皆能为胎气之病,去其所病,便是安胎之法。故安胎之方不可执,亦不可泥其月数,但当随证随经,因其病而药之,乃为至善。若谓白术、黄芩乃安胎之圣药,执而用之,鲜有不误矣"(《安胎》)。景岳对各种病都强调辨证施治,反对固执不变,虽说他是温补派,但他却批评丹溪提出"产后无得令虚,当大补气血为先,虽有杂证,以末治之"的说法。指出:"凡产后气血俱去,诚多虚证。然有虚者,有不虚者,有全实者。凡此三者,但当随证随人,辨其虚实,以常法治疗,不得执有成心,概行大补,以致助邪。"其实,如产褥感染之症,多属邪实正虚,按标本缓急之原则,应急行清热解毒活血去瘀以祛邪,决不能因其产后而大补以滞邪。俟邪去然后才可以拟补。病情不同,有是证则用是药,所谓有病则病当之也。

《妇人规》并提出不宜早婚,以免过早斫丧肾精,影响身体。对孕妇则力主节欲,以防暗产或流产,但孕后又不宜过于安逸,应有适当的活动,使气血流畅,有利分娩。

《景岳全书》中另有《妇人规古方》一卷,收集妇人常用方186首,以供参考备用。卷中收集有钱氏生化汤,此方虽比《傅青主女科》之生化汤多了一味熟地,可见生化汤早有流传,傅氏只是于古方减去熟地而已,并非创始于傅山也。

对景岳之重视温补,后世毁誉参半。但他著述丰富,且多有创见,大大丰富了中医学之内容,尤其是在医学理论方面,多所发扬,不失为历史上的医学名家。妇科方面虽只有两卷,但扼要而有系统,立论允当,切合实际,对于临床实用,足资参考。

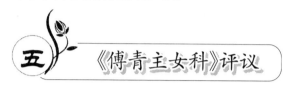

五 《傅青主女科》评议

傅山(1607—1684),原字青竹,后改字青主,号公它、嗇庐、石道人、朱衣道人。山西阳曲(太原)人。是明末清初之大学问家,功于诗、文、字、画,医学造诣亦很深。当时之大儒顾炎武颇推崇傅氏,赞曰:"肃然物外,自得天机,吾不如傅青主。"还说:"苍龙日暮还行雨,老树春深更著花。"傅山有诗、书、画三绝之称,他的书法苍劲有力,字如其人,但有"字不如诗,诗不如画,画不如医,医不如人"的评说。顾炎武在序中曾说:"予友傅青主先生,手著《女科》一卷,《小儿科》一卷,《男妇杂症》一卷,诚医林不可不有之书。"

傅氏精通经、史、子、集、诗、文、佛、道、藏、音韵、金石、考证等学问,尤精于岐黄之术,自言:"为人储得药,如我病瘥安,利他不道苦,自惭未能工。"他是具有民族气节之隐士,清朝入关以后,拒不出仕,隐于医,行于山林之间,是一位有志之士。然而,《傅青主女科》(后文简称《女科》)是否傅山所著历来争论甚多。一说为后人伪托,非傅山原著,否定者提出两条依据:一谓其内容与陈士铎之《辨证录》基本相同;二谓其"文理粗鄙,玷辱青主,乃女科书之最下者"(陆以湉《冷庐医话》引王孟英语)。近期从山西省发现了《傅山医学手稿》,从书法、文字等查对,证明《女科》确为傅氏手著,并从年代参证,《辨证录》成书于傅氏逝世之后5年,说明陈氏乃抄袭傅氏遗著稍加修改而成。第一问题已获得解决,至于文理是否粗鄙?粗鄙何在?还是值得研究。王孟英只概括以"粗鄙"二字,并未指出粗鄙在哪里。傅山乃一代文豪,人品高尚,文字俱佳,按照旧观点来看,他的医著应该是文词典雅的,孟英斥其《女科》为"文理粗鄙",自然是有所指者,所指为何?

有书评家谓其文"有不少八股文的浓厚酸味",如"是何言欤?""此之谓也","其信然欤?""亦既济之义也"。"唇亡齿寒,理有必至也","未之有也","即无往而不利也",等等词句(《傅山医学著作研究丛书》)。但历史上清朝入关后曾征召"博学鸿词",遭傅氏称病拒不赴试,这既是民族气节的表现,也反映其不赞成清代以八股文取士的态度。其实上述文句都是古文常用语,不算八股文体。而《女科》所用之词句,是采用《孟子》的笔调,先从反面提出问题,然后正面加以阐述和反驳,在医学著述体裁上,可谓独树一帜,深入浅出,并有鉴别的涵义,哪里是八股文? 王孟英谓其文理粗鄙,当非指此。粗者,即粗俗而不雅;鄙者,即卑鄙下流,这主要指《女科》中论及房事与妇科病的一些描述。在道学先生眼里,这是禁区,认为只有下流社会鄙贱之徒才会言及,不应出于文人雅士之笔,而《女科》谈及房事不节引起妇科病者多达 10 多条,故视为"文理粗鄙,玷辱青主",并据此质疑《女科》是否傅山所著,并视为"女科书中之最下者"。

其实,不论经、带、孕、产、乳、外阴诸疾,妇产科疾病都是生殖系统的病变,其发生与变化,与性生活自必有密切的关系,避而不谈,不过是掩耳盗铃,并非实事求是的精神。傅山是一位革新派,其《女科》不论文体,立论、制方等均"不落古人窠臼",因此,对于房事不节而影响经、带、胎、产,引起某些妇科病者,亦只能直言不讳,这是一种朴实的科学态度,兹摘其中几段原文如下:

《傅青主女科·白带》云:"然而带脉之伤,非独跌闪挫气已也。或行房而放纵,或饮酒而颠狂,虽无疼痛之苦,而有暗耗之害,则气不能化水,而反变为带矣。"因带下病与宫颈炎、阴道炎(包括滴虫性、真菌性阴道炎、细菌性阴道病)、淋病等有关,而这些病又与不洁性生活有直接关系,傅氏径指其因,确有必要,亦符合临床实际。

《傅青主女科·少妇血崩》云:"有少妇甫妊三月,即便血崩,而胎亦随堕。人以为挫闪而致,谁知是行房不慎之过哉! 夫少妇行房,亦事之常耳,何便血崩? 盖因元气衰弱,事难两顾,一经行房泄精,则妊娠无所依养,遂致崩而且堕。凡妇人之气衰,则不耐久战,若贪欢久战,则必泄精太甚,气每不能摄血矣。况气弱而又娠,再加以久战,内外之气皆动,而血又何能固哉?!"又《傅青主女科·行房小产》云:"妊妇因行房颠狂,遂致小产血崩不止,人以为火动之极也,谁知是气脱之故乎?大凡妇人之怀妊也,赖肾水以荫胎,水源不足,则火易沸腾,加以久战不已,则火必大动,再至兴酣颠狂,精必大泄,精大泄则肾水益涸,而龙雷相火益炽,水火两病,胎不固而堕矣。"上述两条,均为妊娠早期之堕胎,即自然流产。导致流产的原因很多,但早孕不节房事而致先兆流产者,十之六七,傅氏在《女科》一再指出,以为早孕者戒,很有必要。

又《傅青主女科·产后血崩》条云:"少妇产后半月,血崩昏晕,目见鬼神,人皆曰恶血冲心也,谁知是不慎房帏之过乎?……无奈少娇之妇,气血初复,不知慎养,欲心大动,贪合图欢,以致血崩昏晕,目见鬼神,是心肾两伤,不特胞胎门户已也,明明是犯色戒,又加酣战,以致大泄其精,精泄而神亦随之而欲脱。"由于产后子宫等生殖器官有待恢复,一般产后 6 周内不能行房,如身体虚弱者更须再延两周,否则易致炎症,影响产妇身体,傅氏据病例指出其要害,实属必要,这也是医者的责任。

不孕症,除了夫妇双方疾病所致,还与性生活是否协调合理等有关,故《女科》对几种类型的不孕症,都有谈及与性生活有关的问题。此外,对于"交感出血"、"血海太热血崩"等,均有涉及房事的阐述,这更是无可避免的。

从古时道学者的观点看来,这些涉及性事的词句均被认为是"粗鄙",不宜公开谈论。王孟英斥为文词粗鄙,其焦点就在这里。其实,这正是傅氏的正视现实,解放思想的具体表现,而且很有胆识,敢于冲破旧礼教的重围,正面宣讲性知识,点出不合理的性行为与妇科病发生的关系。傅氏也了解到会有人加以反对甚至加以攻击,他曾言:"山一旦创言之,不几为世俗所骇乎!"因而被一些人称为"女科书中之最下者",傅氏已早有预见。但事实恰恰相反,《女科》却为后世妇科临床医生所最受推崇者。

傅氏除了医学著作外,还著有《十三经字区》、《周易偶释》、《周礼音义辨条》、《春秋人名韵》、《地名韵》、《两汉人名韵》、《性史》、《诗集》等(见稽曾简《傅青主先生传》)。其实,关于性生活的宜忌,《黄帝内经》早有"七损八益"的提出,现在应倡导开展正面的性教育,使已婚或未婚的男女,都能够正确对待性的问题,很有必要。这既关系到社会道德问题,也关系到人的健康。以往对此多采取回避的态度,并不妥当,今后应加以宣传普及,既是生活上的知识,更是医学上的常识,《女科》敢于直面性事与妇科病的关系,岂能视为"粗鄙"耶?

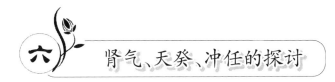

六　肾气、天癸、冲任的探讨

　　中医学有完整的理论体系以指导临床诊疗。各个专科又结合其本身的特点而有专业的理论。妇科是一门专科,妇女在生理、病理上都有其特点,其中最主要的是月经与妊娠,而与之关系最密切者,则是肾气、天癸、冲任的盛衰。我们应深入探讨其对于女性生长、发育、生殖及衰老的作用,了解其相互关系,掌握其机括,才能本源洞悉,更好地指导临床,提高疗效。

(一) 肾气、天癸、冲任的涵义与作用

　　肾气、天癸、冲任的概念,首见于《黄帝内经》。《素问·上古天真论》指出:"女子七岁肾气盛,齿更发长;二七而天癸至,任脉通,太冲脉盛,月事以时下,故有子;三七肾气平均,故真牙生而长极;四七筋骨坚,发长极,身体盛壮;五七阳明脉衰,面始焦,发始堕;六七三阳脉衰于上,面皆焦,发始白;七七任脉虚,太冲脉衰少,天癸竭,地道不通,故形坏而无子也。"这明确指出女子的主要生理特点是月经和妊娠,两者均与肾气、天癸、冲任有直接关系。

　　先天肾气得到后天水谷精气的滋养,从七岁开始逐渐旺盛,到十四岁左右达到初步的充实,促使天癸出现并发挥作用,从而导致任脉通、冲脉盛,彼此协调,则有月经按期来潮,标志着青春期的到来,初步具有生殖功能。及至四十九岁左右,冲任二脉逐渐衰退,天癸也渐涸竭,月经闭止不再来潮,生殖器官渐次萎缩,因而不再具备生育能力。生长、发育是以肾气盛为主导,而天癸的至与竭、冲任的盛与衰,则与女性的生殖功能成熟和衰退直接相关,其具体表现就是月经的初潮和

143

闭止,以及伴随着月经而具备的妊娠能力。

该篇在论述男性的生长、发育、生殖与衰老时,同样提及肾气、天癸等概念。

肾气 概言肾之功能作用。肾者主水,不仅包括泌尿系统的功能,而是一身之体液均归其所主。李念莪《内经知要》释曰:"肾水主五液,五气所化之液,悉归于肾。"五液,赅括脏腑之阴液、津液,应包含量微而效宏的内分泌液。肾藏精,既受五脏六腑之精而藏之,更重要的是藏生殖之精,故曰肾主生殖。《难经·三十五难》:"谓肾有两脏也,其左为肾,右为命门。命门者,精神之所舍也。男子以藏精,女子以系胞,其气与肾通。"肾为作强之官,伎巧出焉。肾主骨生髓,脑为髓海,因此,中枢神经系统的部分功能亦归属于肾。赵献可《医贯·内经十二官论》谓:"五脏之真,惟肾为根。"又说:"命门无形之火,在两肾有形之中……命门为十二经之主,肾无此,则无以作强,而伎巧不出矣;膀胱无此,则三焦之气不化,而水道不行矣;脾胃无此,则不能蒸腐水谷,而五味不出矣;肝胆无此,则将军无决断而谋虑不出矣;大小肠无此,则变化不行,而二便闭矣;心无此,则神明昏,而万事不能应矣。正所谓主不明则十二官危也。"指出肾命在人体的生理活动中起着重要的作用。《景岳全书·命门余义》亦概括言之:"命门为精血之海,……为元气之根,……五脏之阴气,非此不能滋;五脏之阳气,非此不能发。"命门的作用如此重要,不仅限于泌尿与生殖的范围。命门是什么?这是许多医家研究的内容。李梴《医学入门》谓命门是在"人两肾之间,白膜之内,一点动气,大如箸头。"后世一些医家径称之为"肾间动气"。现代有学者认为肾与命门应包括神经-内分泌功能,主要是下丘脑、垂体、肾上腺的功能。

天癸 是男女到达青春发育期所产生的一种与生殖功能直接相关的微量物质。在女子可促使冲任二脉通盛,从而导致月经来潮。在男子则促使精子产生,并具有性功能,因而可以生育后代。到了老年,天癸衰竭,则女子绝经,男子精少,从而缺乏生殖能力。天癸究竟是什么?马玄台解释说:"天癸者,阴精也。盖肾属水,癸亦属水,由先天之气蓄极而生,故谓阴精为天癸也。"认为天癸属水,是人体的阴精。张

144

介宾《景岳全书·传忠录·阴阳篇》说："元阴者，即无形之水，以长以立，天癸是也。强弱系之，故亦曰元精。"综上二说，天癸属阴精，又是"无形之水"，应是肉眼看不见而在人体内客观存在的一种微量体液，其盛衰关乎人体的生长发育和生殖功能。可认为天癸相当于垂体和性腺的内分泌素。曾有医家以天癸为月经者，则不确也。

冲任二脉　冲脉、任脉均属奇经八脉。经脉有运行气血，联络脏腑，沟通上下，调节阴阳，联系身体各部分的作用。《灵枢·本脏》说："经脉者，所以行血气而营阴阳，濡筋骨，利关节者也。"冲任二脉与生殖有密切关系。《灵枢·五音五味》云："冲脉、任脉皆起于胞中，上循背里，为经络之海。"具体而言，"冲脉起于气街，并少阴之经，侠脐上行。""任脉起于中极之下，以上毛际，循腹里，上关元。"王冰指出："冲为血海，任主胞胎。"女子的月经和妊娠与冲任有密切关系，而男子的生殖器官和性功能也与冲任相关。在《灵枢·五音五味》载有："宦者去其宗筋，伤其冲脉。……其有天宦者，……其冲任不盛，宗筋不成。"男子去其外肾，则"伤其冲脉"，先天发育不良之"天宦"，是"冲任不盛"，可见，冲任与男子的阳具有联系。由此推之，则冲任与女子的子宫也有直接的联系。冲任二脉，应概括了性腺的功能。

根据《黄帝内经》的理论和历代的诠释，可以认为：肾－天癸－冲任－子宫是直接联系、相互协调，以调节女子性周期的一个轴。

（二）肾气、天癸、冲任与生殖的关系

肾气－天癸－冲任－子宫构成一个轴，成为女性生殖功能与性周期调节的核心。西医学则认为下丘脑－垂体－卵巢是女性性周期调节轴。中西医的理论虽不同，也不宜简单地等同，但可相互参照理解。

女子的主要生理特点为月经和妊娠，均由胞宫所主，亦与冲任二脉有直接联系。徐灵胎《医学源流论》指出："冲任二脉皆起于胞中，为经络之海，此皆血之所从生，而胎之所由系。明于冲任之故，则本源洞悉，而后所生之病，千条万绪，可以知其所起。"并有"经带之病，全属冲任"之说。可见，冲任、子宫是妇科病的靶子，外感、内伤与金刀跌仆，脏腑和气血的异常，必须导致冲任失调或直接损伤冲任，才会出现经、带、胎、产诸疾或妇科杂病。这是妇科病机的特点。反之，冲任的失调

145

又可通过这个轴,影响肾与天癸。如冲任衰竭,除出现月经闭止外,还使阴精不足,肾气亏虚,可导致骨髓不充、脑髓空虚或水液代谢异常等肾所主的多种功能低下。这是肾气—天癸—冲任轴各个环节相互影响,形成反馈作用的结果。

(三)调理肝肾以体现调理冲任

冲任失调或损伤是妇科病的主要病机,那么,如何调理冲任?叶天士《临证指南医案》认为:"八脉隶乎肝肾"。因"肝肾内损,延及冲任奇脉"。冲任与肝肾有密切关系。肾气盛才促使冲任通盛,故冲任之本在肾。冲为血海,肝主藏血,肝对冲脉血海有调节作用。而任脉起于胞中,主一身之阴经,为阴脉之海,同时任脉还有妊养之义,故谓任主胞胎。肝位于下焦,其经脉与任脉并行腹里,肝所藏之血,可通过任脉输注于胞中,以调节月经和妊养胎儿。由于冲任与肝肾有着不可分割的联系,故调理冲任主要从调理肝肾着手。

冲任为病,有虚有实。如冲气上逆者,常夹肝气而行,以致经行吐衄、妊娠恶阻、子晕、子悬、子嗽等,当疏肝降逆;若冲任有热,迫血妄行,常因肝郁化火或肝肾阴虚,虚火亢盛,则宜清肝泻火或养阴清热;冲任不固,不能统摄经血或固摄胎元,可出现崩漏、带下滑脱、胎漏、胎动不安、滑胎、阴挺等;冲任亏损,可致月经不调、闭经、不孕等。《临证指南医案》谓:"血海者,即冲脉也。男子藏精,女子系胞。不孕、经不调,冲脉病也。"又说:"冲任二脉损伤,经漏经年不痊。""产褥频多,冲任脉虚。""产后淋带,都是冲任奇经内怯。"治宜补益冲任,镇固奇经。立法主张"温养肝肾","或以血肉充养,取其通补奇经",用药多选鹿茸、鹿角胶、鹿角霜、龟甲、龟胶、阿胶等,均有补益冲任之功。在古方之中,龟鹿二仙膏(鹿角、龟甲、人参、枸杞)、左归丸(熟地、山萸肉、鹿角胶、龟甲胶、菟丝子、牛膝、枸杞、山药)和斑龙丸(鹿角胶、鹿角霜、菟丝子、熟地、柏子仁)等,均属滋养肝肾而调补冲任之剂。而温肾养血之剂,如右归丸、艾附暖宫丸、寿胎丸等,亦有补冲任、固冲任的功效。熬制。

根据现代药理研究,许多补肾药能调整垂体和肾上腺功能,并使紊乱之神经、体液调节趋于正常。从临床疗效来看,滋养肝肾每能起到补益冲任的作用,从而调节内分泌,以达到调经、助孕、安胎等目的。这是中医异病同治之法。

总而言之,肾气、天癸、冲任是密切联系并彼此协调的一个轴,肾气是其核心。在辨证施治时,灵活掌握调理肝肾、调补肾阴阳之法,并结合具体病情适当调配药物,就能通过调理冲任而达到调经、助孕、安胎、固崩、止带等目的,从而解决许多妇科疾病。

(四) 运用补肾法治疗妇科常见病的经验与案例

补肾法在调经、助孕、安胎方面的应用广泛。下面介绍几个典型病例:

病例一　闭经

黄某,28 岁,已婚。

主诉:月经闭止 2 年余。

现病史:2 年多前月经闭止,无特殊诱因可循。闭经后常有头晕,耳鸣,腰膝酸软,神疲倦怠,心悸,夜寐欠佳,夜尿频多,性欲下降,阴道干涩,带下极少。

面色晦暗无华,眼眶黯黑,舌淡黯,脉细弱。

体检:第二性征正常,妇检示子宫略小,双侧附件无异常。

诊断:继发性闭经。

辨证:肾气不足,冲任不充,气血虚弱。

治法:补肾养血以益冲任。

处方:菟丝子 25 克,仙灵脾 10 克,怀牛膝 20 克,枸杞子 15 克,当归 15 克,川芎 10 克,熟地黄 20 克,香附 10 克,党参 20 克。7 剂。

药后未有月经来潮,惟精神较好。因考虑其闭经时间已久,乃用西药人工周期诱导月经,经后撤退西药,在上方的基础上以益母草、补骨脂、桑寄生、丹参等加减出入,月经来潮 8 个月,周期尚可,其后因感冒发热,又再次停经 2 月余,继续用补肾养血之法治疗,月经复通。随访 2 年余,月经基本正常。

病例二　崩漏

邓某,女,44 岁,已婚。

主诉:阴道下血不止 2 月余。

现病史:近 2 年月经周期紊乱且量多。2 个半月前突然大量出血,持续不断,在某西医院急诊入院。诊为功能失调性子宫出血。经刮宫及大量使用妇宁片,仍反复出血未止,乃要求改用中药治疗,自行出院到诊。刻诊经色淡黯,量时多时少。神疲头晕,体倦腰酸。面色黄晦,眼眶黯黑,脸颊部黯黑斑成片。

舌淡黯无华,舌体胖嫩,边有齿印,苔白略腻。脉细数无力,尺脉沉弱。

诊断:崩漏。

辨证:脾肾两虚,冲任不固。

治法:补肾健脾,固摄冲任,益气止血。

处方:菟丝子 20 克,仙灵脾 12 克,黄芪 30 克,党参 30 克,白术 15 克,艾叶 15 克,制首乌 30 克,续断 15 克,炒阿胶 12 克,炙甘草 6 克。7 剂。

另用艾卷悬灸隐白(双)、大敦(双),交替灸,每日 2 次,每次 15 分钟。

服药后出血渐减,其后按上方以破故纸、桑寄生、熟地黄、龟甲等加减出入,经两周的调治,病情逐渐好转,出血停止。止血后仍按上法继续巩固,治疗两个月后,月经量较前明显减少,在 8 天内可自止。以后每周服药 3 剂以维持疗效,半年后月经周期及经量均恢复正常,面部黑斑消退,贫血亦已改善。

病例三　习惯性流产、继发性不孕

陈某,女,36 岁。

主诉:流产 4 次后月经量多,5 年未孕。

现病史:患者结婚 8 年,婚后 3 年内连续自然流产 4 次,均在孕后 2~3 个月应期而堕,迄今已 5 年未再孕。近两年月经量较多,持续 8~9 天方净,色淡红,有小血块,每次用卫生纸两三包。常觉神疲体倦,腰膝酸痛,下腹坠胀,夜寐不宁,多梦,胃纳欠佳,面色青白。

舌淡红,苔微黄,脉细缓。

曾在各大城市的医院诊治未效,妇检未发现异常。

诊断:①滑胎;②月经过多;③继发性不孕。

辨证:肾脾气虚,冲任不固。

治法:补肾健脾,益精血,固冲任。

处方:菟丝子 25 克,党参 25 克,桑寄生 25 克,熟地 20 克,金狗脊 20 克,续断 15 克,仙灵脾 10 克,白术 15 克,鹿角霜 15 克,首乌 30 克,陈皮 3 克。7 剂。

药后诸证好转,继续以枸杞子、巴戟、山茱萸、金樱子、桂圆肉、炙甘草等加减,治疗 5 个月后再次怀孕,嘱其继续用药,补脾肾以安胎,足月产一子。后赴港定居,再产一子。

结　　语

肾—天癸—冲任—子宫是女性生殖调节的一个轴,肾是其核心。补肾能增进性腺功能,促进排卵,改善免疫功能。在妇科疾病的虚证中,肾虚为重要的病机。掌握调补肾阴阳的规律,并加以灵活运用,可使月经恢复正常,孕育得以巩固,是治疗妇科疾病较重要的一招。

149

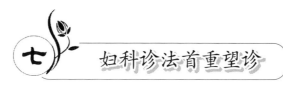

七　妇科诊法首重望诊

中医之四诊以望诊为首。《难经》有"望而知之谓之神,闻而知之谓之圣,问而知之谓之工,切而知之谓之巧"之说。而望诊在妇科至为重要,包括了对神、色、形态的观察和对经、带、恶露的辨析,是第一手的客观资料。根据中医的整体观念,"有诸内必形诸外",故能视外而知内。有经验的医家,通过望诊可以大致了解病情。

(一)望神色以察虚实

望诊首先望神。从神志、眼神和精神状态可以判断病情的轻重和脏腑的虚实。对危急重症的诊断有较大意义。病情轻浅者,神态自如,双目有神,反应灵活。若神志淡漠,反应迟钝者,常为大量失血之征,可见于崩漏、堕胎不全或宫外孕破裂等,救治不及则会有亡阴、亡阳之虞,可迅速陷入厥脱之危象。如双目无神,眼眶下陷,神志淡漠,肌肤甲错,则为气阴两亏之征,妊娠剧吐、产后发热、盆腔炎热入营血之重症皆可有此表现。若不是危急症而见表情淡漠，不欲言语者，多属阳虚，可见于绝经前后或月经前后诸症。

望面色是望诊中较主要的部分。面部的色泽反映了脏腑气血的盛衰。健康者面色红润而有光泽。若面色苍白，即白而带青之色，主气血虚，常兼肝血不足或有肝风；若面色白而虚浮者，主肺气虚或气虚血脱。面色萎黄，主脾虚、血虚；晦黄，即黄而晦暗，主脾肾两虚，尤以肾虚为主。面色红赤则为实热之象；若颧部潮红，则主虚热，尤以午后为甚。若面色晦暗或有黧斑，多为肾虚或脾肾两虚。晦暗是黑褐而无华之色，属肾之本色。肾主生殖，面色晦暗者多有生殖功能低下之痼疾。面颊、眼眶或额部晦暗和黧斑常见于妇科肾虚证。对晦暗或黧斑的辨析，还需注意观察其部位，眼眶黧黑，多属肾虚；面颊黧斑，则属脾肾虚；下眼睑浮而晦暗者，以脾虚为主。晦暗或黧斑的程度与病情相关，证候加重，则晦暗或黧斑加深，病情好转，则晦暗与黧斑渐消。这种征象多见于崩漏、闭经、不孕、滑胎等病程长而缠绵难愈的患者。此外，环口黧黑则为肾虚冲任亏损。因任脉与督脉交会于唇口，肾之精气不足，则唇口不荣，而艰于生育。但唇色暗又主寒凝、血瘀和心阳不振，应结合全身脉证予以鉴别。在临证之时，见面部黧斑者，还需详细了解其工作环境与生活习惯，要与长期日晒形成的晒斑和使用化妆品不当造成的皮肤损害相鉴别。

（二）舌诊以辨邪气进退与脏腑阴阳

望舌为望诊中最重要的内容。"舌为心之苗窍"，脏腑以经络连于舌本，故脏腑的阴阳寒热虚实亦可通过舌象反映出来。曹炳章《辨舌指南》云："辨舌质可辨脏腑之虚实，视舌苔可察六淫之浅深。"

妇科舌诊亦有其规律。如舌体瘦小者，是热病伤阴之象，而妇科久病血虚也可见舌体瘦，瘦薄而偏红为阴虚内热，瘦薄而偏淡为气血两虚，瘦而嫩红，舌有裂纹者，多属素体阴虚；舌淡而胖主脾虚、气虚，胖而湿润如水浸泡猪肝样则主脾虚湿盛；舌红主热，舌尖红为心火盛，舌边红为肝胆热，舌绛红而干为热盛伤阴；舌暗红为血瘀，甚可有瘀点、瘀斑；而舌淡黧不荣润者，则主肾虚，为肾气不足，精血不能上荣之故，其特征是黧滞而淡，无润泽之色，与血瘀之紫暗不同。舌苔主要反映邪气的性质、进退和津液的存亡。苔薄反映邪在表,苔厚提示邪入里。苔白主寒;苔黄主热;苔腻主湿。若苔黑而干,则主热炽伤阴;灰黑而湿润,为寒水上泛。剥苔或无苔则主伤阴,也为胃气虚衰之象。

(三) 望形体辨禀赋体质

女子在生长发育过程中形成女性特有的体态。这种体态有性别的特征,是健康女性的标志之一。因此,望形态在妇科有特殊的意义。

妇科病常与体质禀赋有关,大抵形体消瘦者,阳有余而阴不足,不受温燥;形体肥胖者,有余于形而不足于气,脾气虚则易生痰湿,且不任寒凉。

女子年逾 18 岁仍矮小、瘦削,乳房不丰者,为先天肾气不足,可见于原发性闭经或月经不调。毛发之荣枯,关乎肾精与气血,若年未老而毛发枯槁、脱落,主肾虚,可见于产后大出血所致的闭经;若女子体毛浓密,甚至唇口有如须眉之象,为冲任当泄不泄,常因痰湿壅滞胞脉,可致月经稀发、闭经、不孕。

(四) 察经、带、恶露之变化

望经带是妇科特有的内容。主要是观察月经、带下、恶露的量、色、质,以辨寒热虚实。一般可由病人叙述,若叙述不清,则需要直接观察。正常月经为暗红色,不稀不稠,无血块。如经色淡红而质稀,属气血虚;经色鲜红而质黏,为虚热;深红而质稠,为实热;若经色如酱,伴有臭秽之气,则为邪毒感染,热毒直中胞宫。经色紫暗而质稠,或有血块,为血瘀;若经色淡黯而质稀如水,则属肾虚。恶露的辨析基本与月经相若。

带下以量少津津常润为善。如带下量多,清稀如水,为脾肾阳虚;量多色白而黏,为脾虚湿盛;带下色黄或赤白相间,多为湿热;黏腐如豆渣,或青黄如泡沫,为湿浊下注;带下如脓样或五色杂见,为湿毒或热毒,常因肿瘤继发感染所致;带下色赤而量少,可因瘀热;淡黯而稀,则属肾虚。

望诊为中医四诊之一,随着科学技术的进步,现在可通过超声波、X 线透视、造影、CT、MRI 等手段诊察体内的病变,是对于中医望诊的进一步补充。但医生对病人的整体观察,对于形态、神态的感知,对于

151

面色、舌象的分析，以及对于局部的诊视，经、带性质的判断，仍是临证的第一要务。结合问诊、闻诊与切诊，参考其他辅助检查，均有助于对病人作出正确的诊断。

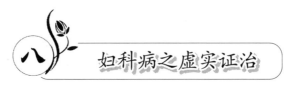

八 妇科病之虚实证治

古人有云："万病不外虚实两端，万方不离补泻二法"。这是中医辨证论治的高度概括，对妇科病也不例外。

妇科有月经病、带下病、妊娠病、产褥病、产后病以及与生殖系统有关的杂病，但从辨证分类而言，若非虚证，便是实证，或虚实夹杂之证。常见的妇科虚证有肾阴虚、肾阳虚、脾肾阳虚、肝肾阴虚、肝阴亏损、脾气虚陷、气虚、血虚等等；实证则有血瘀、气滞、痰湿壅阻等等。而寒往往与虚并见，热则多与实并存。故妇科病的寒、热，也可归属于虚、实两类。从具体病证而言，如月经病之崩漏，可因气虚失摄、脾虚不统、肾不闭藏等因素所致，亦可由瘀血内阻、血不归经，或血内蕴热、迫血妄行而成。闭经可因血虚或肾虚以致无源可下，也可由瘀血阻滞、痰湿壅阻或肝气郁结不疏而致。又如妇科杂病中之不孕症，可因肾虚精血亏损以致不能按期排卵或黄体不健，亦可由气滞血瘀使胞宫、胞络阻滞、输卵管阻塞、盆腔炎腹痛之类是也。朱丹溪云："女不可以为母，得阴道之塞者也。"阴道之塞，可理解为月经不畅顺、输卵管不通等情况。其中有实证，也有虚证。可见，同一种疾病，由于致病机制不同，多有虚实之别，治法方药，则应有补泻之分。补不足、泻有余，这是常法。

张介宾《景岳全书·妇人规》认为妇科病"虚者极多，实者极少"，故用药多偏于温补。验诸今日，纵观临证之际所遇之妇科病证，则往往是虚证与实证参半。这种情况，可能关乎时代、地域的不同，患者体质之差异。如痛经、经行乳胀、乳痈、乳癖、癥瘕等中医病证，包括了西医之盆腔炎、子宫内膜异位症、子宫肌瘤、卵巢囊肿、输卵管阻塞、乳腺增生等，均以实证居多，其中尤以血瘀和气滞为多见。治宜行气活血、化瘀散结、疏肝解郁、清利湿热等。古人有谓"产后多虚、多瘀",其实妇产科疾病均属多虚、多瘀,不独产后为然。

妇科之经、带、胎、产、杂病,何以血瘀为患较多? 在生理方面,由于妇女以血为主,经、孕、产、乳皆以血为用。血脉通畅,周流不息,营运全身,则脏腑安和,经脉调畅,健康无病,而月经、胎孕正常。若在经期、产后,摄生不慎,邪与血相搏结,或因虚、因滞,则血行不畅或缓慢壅阻;又或血液出现浓、黏、凝、聚,甚至溢出脉道之外,均属血瘀范畴。现在通过微循环、血液流变学等检查方法进行观察,可发现红细胞聚集性增强、变形能力减弱、血流缓慢等,这是血流瘀滞的一种表现,从而对脏腑经络产生不良影响,引起病变。血与气是相辅而行的,气行则血行,气滞则血滞;血脉瘀滞,气亦随之,故血瘀气滞,往往同时并见。故活血行气,成为治疗血瘀、气滞之大法。

《金匮要略》妇人病三篇中,共列有药方33首(另有阳旦汤未列药物,有一条只言"当以附子汤温其脏"而未列方药),包括外用方3首,内服方30首。其中补虚者8首,泻实者10首,其余则为和解或补泻兼用者。10首泻实方中,活血化瘀者占7首,计有桂枝茯苓丸、下瘀血汤、抵当汤、红蓝花酒、旋覆花汤、大黄甘遂汤、土瓜根散等。此外,在《金匮要略·虚劳篇》尚有用大黄䗪虫丸治疗房室伤而内有干血者,可见血瘀在妇产科是常见的病机,活血化瘀法具有重要的临床意义。

仲景首先创制了活血化瘀的方药,后世不断有所发展。清代王清任的《医林改错》可说是活血化瘀治法的专书。其中血府逐瘀汤、膈下逐瘀汤、少腹逐瘀汤等,至今仍广泛应用于妇科临床,与仲景的下瘀血汤、抵当汤、桂枝茯苓丸、红蓝花酒等,可说是先后相辉。妇产科之实证,总以瘀血壅阻为主。近年来对于瘀血的病机和活血化瘀法的研究,有了进一步的认识,这对治疗妇产科病的实证,有很大的帮助和启发,应进一步深入加以研究。

虚与实是不同的病理变化。《黄帝内经》已有"邪气盛则实,精气夺则虚";"实者泻之,虚者补之"的论述,指出了总的治疗原则。泻,是去其有余,攻其邪气;补,是补其不足,益其精血。两种治法虽然相反,目的都是补偏救弊,恢复机体的平衡。如何适当运用这两种方法,必

153

须随证、随人，辨明邪正的虚实，才能灵活施治，而不应有所固执。

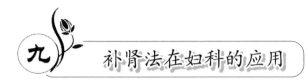

九　补肾法在妇科的应用

中医学"肾"的涵义较广，既包括实质器官的肾脏，又包涵其功能。除与膀胱相表里而主水以外，还有藏精、系胞的作用。《素问·金匮真言论》说："藏精于肾。"《难经·三十六难》说："肾两者，非皆肾也。其左者为肾，右者为命门。命门者，诸神精之所舍，原气之所系也；男子以藏精，女子以系胞。"在中医学理论体系中，藏象学说是有所发展的。对于肾的功能作用，到了明代又有了新的认识，主要从肾和命门两方面来阐述，发展为命门学说。张介宾《景岳全书·传忠录·命门余义》提出："命门为精血之海，为元气之根，为水火之宅，五脏之阴气，非此不能滋，五脏之阳气，非此不能发。"认为命门之水火，即十二脏之化源。赵献可在《医贯》中亦加以发挥。以《难经》为兆端，由明代医家倡言之命门学说，在明、清以降，被众多医家所沿用。命门之说，是由"肾"的理论派生出来，并通过临证实践加以充实，是对于肾之实质与功能的进一步发挥。肾与命门在脏腑中的作用得到进一步的重视。

（一）肾与女性生理的关系

肾气的盛衰与人体的生长、发育、生殖和衰老都有直接的关系，这在《素问·上古天真论》已有明确的论述。妇女的生理特点主要是月经与妊娠，而月经与妊娠的主要脏器是女子胞，胞脉系于肾，可见肾与妇女生理有重要关系。妇科病主要是生殖系统的病变，故与肾气的盛衰有密切的关系。肾气，包括肾阴和肾阳，根据中医阴阳学说的基本理论，阴阳二气必须对立统一、相对平衡以维持正常的生理活动，若有偏盛偏虚，便会发生疾病，妇科病也是如此。肾气、天癸、冲脉、任脉，要互相协调，以促使生殖功能的产生和完善，经、孕才能正常。

现代西医学认为人体功能的内分泌调节，不是由单一的激素来完成，而是由激素间的相互作用与平衡来调节。例如垂体与卵巢必须处于相对平衡状态，才有正常的性周期。内分泌腺之间不仅相互作用，而且激素之间必须浓度比例适宜,出现时间和次序适宜,才能发生正常效应。如卵泡刺激素和黄体生成素,必须在上述条件下,才能引起卵巢的周期性排卵,从而使月经有规律地来潮。中医学则主要用肾阴肾阳的充盛与相对的平衡协调,并由此而导致天癸至、冲任通盛等一系列理论来阐述这些现象。

(二)肾与妇科病之病机

妇产科疾病的中医病机,虽有在气、在血、属脾、属肝、属肾之别,但根据肾气的盛衰而导致天癸的"至"和"竭"以及月经、孕育之始末等论述,并验诸临床,最重要的病机还是在于肾,在于肾阴肾阳的偏盛偏虚而失却平衡协调的作用。疾病的发生和发展,整体的原因可以突出反映于局部;局部的原因可以影响整体。妇产科疾病不论其在气、在血、属脾、属肝,但必须导致冲任损伤,才会出现经、带、胎、产诸疾。冲任二脉皆起于胞中,胞脉系于肾,可见肾的功能作用在生殖调节方面处于关键的地位,而气、血、肝、脾往往只是在发病过程中的一个阶段起作用,或作为一种诱发的因素。故血虚、气虚、脾虚、肝阴不足的妇女,不一定出现妇产科病变。例如脾不统血,可出现大便下血、吐血、皮下出血等内科疾病。但如果因气血、脏腑的不足而导致冲任不固,那么,就会出现月经过多或崩漏等妇科病证。治疗之际,运用补脾的方法治崩漏虽可取得一定的效果,但往往不能巩固,必须采取调补肾阴肾阳以固冲任之法,才能获得根本的疗效。又如子宫脱垂,虽病机主要是中气下陷,可用补中益气汤,但根据临床实践,于补中益气汤中加补肾之药如菟丝子、杜仲等,疗效却较为显著。因为脾土的中气,要得肾阳温养才能更好地发挥它的作用。

(三)肾虚的临床表现

肾虚,主要有肾阴虚和肾阳虚两种类型,肾阴虚、肾阳虚都可以出现妇科的病证,临证之时,首先要辨证明确,才能指导用药,获得预期的效果。

1. 肾阴虚

妇科特征:月经量少,月经后期、闭经,或先期、崩漏(阴虚阳亢者,则可致先期或崩漏),经色鲜红而质薄;或不孕;或孕后胎萎不长,流

155

产,先兆子痫或子痫;或更年期综合征等。

全身症状:面颊潮红,或时有烘热,五心烦热,盗汗,消瘦,眩晕耳鸣,睡眠欠佳或失眠,腰膝酸软,大便燥结。舌体瘦,偏红,苔少,脉细弱或细涩。

2. 肾阳虚

妇科特征:月经多、少、先、后不定,或崩漏,经色淡黯,经质稀薄;或带下多而清稀如水;或不孕;或孕后流产,甚或滑胎;更年期综合征等。

全身症状:面色苍白晦黯,眼眶黑,或面额有黯斑。精神萎靡,怕冷,四肢不温,虚眩耳鸣,腰膝酸冷无力,性欲低下,夜尿频多、清长,或频数难忍,大便溏薄。舌淡嫩无华,苔薄白润,脉迟弱或微细。

(四) 补肾法对几种常见妇科病的运用

中医治病,主要是辨证施治。致病的原因是多方面的,疾病的机制是复杂的,由于肾与妇女的生理特点关系密切,而肾阴肾阳的不协调,则常为妇产科疾病的重要机制,所以,不少常见病和疑难病,常要采用或兼用调补肾阴肾阳之法,方能取得满意的效果,这是"异病同治"的体验。现列举几种病来加以说明。

1. 月经不调

月经不调主要表现为月经周期的或先或后,或先后不定,或经量的过多、过少。临床辨证自有虚、实、寒、热之分,但因肝肾亏损而影响冲任失调,常为月经不调的重要因素。

《景岳全书·妇人规·论肾虚经乱》中认为经脉不调,病多在肾经,主张采用或兼用调补肾阴肾阳之法来治疗,如选用逍遥饮(熟地、当归、白芍、茯苓、陈皮、炙甘草、枣仁、远志)、保阴煎(生地、熟地、白芍、怀山、黄芩、黄柏、甘草)、左归、右归之类,随证施治。

《傅青主女科》认为"经水出诸肾",其所以或前或后,或断或续,主要是"肾郁而气必不宣,乃肾气或通或闭"所致。肝为肾之子,肝郁则肾郁,相因而至。治法宜调理肝肾,主张用定经汤(菟丝子、熟地、白芍、怀山、茯苓、当归、柴胡、黑荆芥)加减。这些意见和方药,在临床上具有一定的指导和实践意义。

月经过多,往往由于肾气虚失于闭藏而冲任不固所致,治法宜固涩肾气而安冲任。《医学衷中参西录》主张用安冲汤(黄芪、白术、续断、海螵蛸、茜草根、龙骨、牡蛎、白芍)加减。在说明中特别指出"海螵蛸能补益肾经而助其闭藏之用"并谓可将其煨黄为末,用鹿角胶化水送服,疗效亦显。根据个人经验,对于月经过多反复发作者,用滋肾固气涩血之法,以二稔汤(岗稔根 30～60 克、地稔根 30 克、续断 15 克、制首乌 30 克、熟地 24 克、阿胶 12 克、桑寄生 15 克、党参 24 克、土炒白术 15 克、赤石脂 20 克、炙甘草 9 克)加减运用,往往取得满意的疗效。

月经过少,多因肾阴不足,冲任不盛,血海不充所致,治法宜补益肾阴以资其源,兼用活血补血之品以畅其流,可用左归饮(见前述)合四物汤(当归、川芎、芍药、地黄)加减化裁,如加入黄精、怀牛膝、丹参等,效果尤好。

2. 闭经

闭经有虚有实。虚证之中,多由于肾阴不足,来源衰竭所致。《女科经纶》引明代医家虞天民说:"月水全赖肾水施化,肾水既乏,则经水日以干涸,……渐至闭塞不通。"《素问·邪气脏腑病形篇》又说:"肾脉微涩为不月。"《女科辑要笺正》指出:"血不足而月事不至,……宜滋养肝肾真阴,兼之宣络以疏达气滞,方是正本清源之治。"闭经的原因很多,西医学按下丘脑、垂体、卵巢、子宫分区,其中以卵巢功能不足较为常见。临床治疗上往往需要先滋肾养血,到一定时期适当佐以活血行气通经,先补后攻,因势利导,才能收效。一般可选用集灵膏(生地、熟地、杞子、川牛膝、淫羊藿、党参、麦冬、天冬)合四物汤加减运用。至有月经周期征兆(如小腹胀,乳房胀,阴道分泌物增加等)或服二十余剂后,则适当加入行气活血通经之药如刘寄奴、凌霄花、丹参、红花、桃仁、山楂肉、香附等,连服几剂,予以利导,往往获得疗效。这种先补后攻之法一次未效,可重复三四次。

3. 更年期综合征

妇女在绝经前后,由于肾气虚衰,天癸渐竭,肾阴肾阳容易失去平衡,而出现更年期综合征。除月经不调外,伴有头晕目眩、心烦易怒、

157

掌心发热、耳鸣心悸、口干多汗、腰膝酸软、睡眠欠佳等一系列症状,临床上以真阴亏损者较多,但亦有由于肾阳不足者。治法方面,肾阴虚者可用六味地黄汤为主方加减运用;肾阴亏损累及心阴亦虚者,可用天王补心丹(生地黄、五味子、当归、天冬、麦冬、柏子仁、酸枣仁、党参、玄参、丹参、茯苓、远志、桔梗)加减化裁;肾阳不足者,则以右归丸加减论治。

4. 肾虚带下病

带下病一般以湿为主,或因湿热、湿毒,或因寒湿。如果带下清稀似水,量多,日久不愈,并有腰酸,下腹冷坠等证者,多属肾阳虚衰,不能固摄所致。《素问·骨空论》说:"任脉为病,女子带下瘕聚。"故带下病不能单纯以脾湿论治。肾虚带下,应以温固脾肾为主,可选用苓术菟丝丸(茯苓、白术、菟丝子、五味子、杜仲、怀山、莲子、炙甘草)加入海螵蛸、鹿角霜等。

5. 不孕症

不孕症原因很多,如排除器质性病变和男方因素外,以肾虚为主要原因。《圣济总录》指出:"妇人所以无子,由于冲任不足,肾气虚寒故也。"西医学认为女性不孕症,除了输卵管不通和子宫因素外,主要为卵巢功能失调,不能产生正常的卵子。这种情况,中医辨证多属"肾虚不孕"。治疗原则应补肾益气血以调冲任。临床上比较有效的方药首选毓麟珠(即八珍汤加菟丝子、杜仲、鹿角霜、川椒)加减,如真阳不足的,可加入巴戟、淫羊藿、破故纸之类。

结　　语

补肾法是中医对妇产科疾病的常用治疗方法之一,妇科病着重肾、脾、肝三脏,过去特别重视肝郁不舒,认为这是妇科的主要致病因素。存在决定意识,在封建社会,妇女受到重重压迫,政权、族权、神权、夫权给妇女戴上了一个又一个沉重的枷锁,导致妇科病中"肝郁"这一因素显得特别突出。今天,妇女在政治、经济上已获得解放,发挥了"半边天"的作用,肝郁因素,随着时代的不同,已大为减少,这是从总的方面来说。但是,由于每个人的世界观、人生观有差异,思想认识、性格修养有不同，在临床上对于"肝郁"的因素仍不可忽视。

肾、脾为先天、后天之本，对人体的健康，关系较为密切，而肾与妇女月经、妊娠的生理有着直接的关系。现代研究发现，补肾药的作用是多方面的，包括：①调节肾上腺皮质功能；②调整能量代谢，使糖代谢合成加强；③滋养强壮；④促进性腺功能；⑤促进生长发育；⑥增加机体抵抗力等。这些功效，在治疗妇产科疾病方面亦是有很大作用的。肾与妇产科疾病的关系，还有进一步深入研究的必要。

十 脾胃学说在妇科的应用

中医学特别重视整体的协调作用。五脏六腑、四肢百骸需要互相支持、协调活动，以维持其生理常态。但脏腑各有其分工和表里相配，相辅相成，构成各自的体系，以完成其所负担的主要任务。人体水谷的供应和代谢，主要由肺、脾（胃）、肾（膀胱）来完成，而脾胃则为其中的枢纽。《素问·经脉别论》说："饮入于胃，游溢精气，上输于脾，脾气散精，上归于肺，通调水道，下输膀胱，水精四布，五经并行。"这是对营养与水液代谢过程系由几个脏腑相互配合而完成的描述。又《素问·灵兰秘典论》说："脾胃者，仓廪之官，五味出焉。"《素问·五脏别论》又说："胃者，水谷之海，六腑之大源也，五味入口，藏于胃，以养五脏气。"肺、脾、肾分主上、中、下三焦，分别发挥其应有的作用。故《灵枢·决气》篇说："上焦开发，宣五谷味，熏肤、充肌、泽毛，若雾露之溉，是谓气。"肺主气、主皮毛，但气要从水谷之精所生化。《灵枢·营卫生会》指出："中焦亦并胃中，出上焦之后，此所受气者，泌糟粕，蒸津液，化其精微，上注于肺脉，乃化为血，以奉生身，莫贵于此。"又说："下焦者，别回肠，注于膀胱而渗入焉。故水谷者，常居于胃中，成糟粕而俱下于大肠而成下焦，渗而俱下，济泌别汁，循下焦而渗入膀胱焉。"概括地说："上焦如雾，中焦如沤，下焦如渎。"

（一）脾胃功能对女性生理的影响

女性生理是以经、孕、产、乳为特征，月经、胎孕均有赖气血下注胞宫,而乳汁亦是血所化生,都是以血为用。人体的气血,依赖水谷之精微以资生,脾胃为水谷之海,气血生化之源,为后天之本。人自出生以后,必赖水谷以滋养,而水谷之精微,又靠脾胃来供应。脾胃在肺、肾之间,居于中州,为上下之枢纽。

　　胃是饮食首先进入之所在,为腐熟水谷之器官,脾则将消化后饮食之精微输送于各有关脏腑,并将糟粕传导于大肠、膀胱。脾主升而胃主降。升清降浊的作用十分重要,故曰:"有胃则生,无胃则死。"《医学启源·脾之经》指出:"脾者……消磨五谷,寄在胸中,养于四旁。"又在《胃之经》云:"胃者,脾之腑也,又名水谷之海,与脾为表里。胃者,人之根本,胃气壮,则五脏六腑皆壮。"脾胃不仅能生化气血,脾还有统血的功能,与经、孕、产、乳的关系密切。若脾土虚衰,不能生血统血,则经、孕、产、乳诸疾,均可发生。古人的妇科专著,都很重视脾胃。《景岳全书·妇人规·经脉之本》说:"故月经之本,所重在冲脉,所重在胃气,所重在心脾生化之源耳。"脾统摄血脉,是使其能循经运行,"常营无已,终而复始"。维持营血不致溢出于脉道之外。若脾虚失统,往往发生血证。《校注妇人良方·暴崩下血不止方论》云:"暴崩下血不止,……大法当调补脾胃为主。"无论从生理、病理或治法上,脾胃学说的理论,与妇科都有密切的关系。

(二)脾胃病变对妇科病的影响

　　导致脾胃病变的因素很多,如饮食不节、劳逸过度、七情所伤、体质因素以及他脏之病证等等,均足以损伤脾胃。脾胃受伤,可以发生多种疾病。李东垣在《脾胃论·脾胃胜衰论》云:"百病皆由脾胃衰而生也。"又说:"夫脾胃不足,皆为血病。"盖脾胃为血气生化之源,为统血之脏,具运化之功。妇女以血为主,并以血为用。月经的主要成分是血,血海满溢,则月经按期来潮。妊娠以后,赖血下聚以养胎。分娩时又需赖气血以助其娩出,故产时耗损一定之阴血,产后又必有一段时间的恶露排出。哺乳期的乳汁由血所生化。若脾胃虚弱,运化无力,气血生化之源不足,血海空虚,无余可下,则月经过少、后期或闭止;或胎萎不长;或产后缺乳。统血失职,提摄无权,则月经过多、先期、经期延长或崩漏;或孕后胎漏、胎动不安;或产后恶露不绝、乳汁自出；子宫脱垂等；若水湿运化失职，则经前泄泻；或带下过多；或妊娠水肿。脾虚还可导致妊娠恶阻、产后发热、不孕症等等。

然脾胃之功能，亦需要其他脏腑之支持与协调。《景岳全书·传忠录·命门余义》曰："脾胃为灌注之本，得后天之气也；命门为生化之源，得先天之气也，命门之阳气在下，正为脾胃之母。"脾之所以能健运，需得到肾阳之温养，若肾阳不足，命门火衰，足以使脾阳不振。《景岳全书·妇人规·经脉诸病因》又说：妇科"病之启端，则或由思虑，或由郁怒，或以积劳，或以六淫饮食，多起于心、肺、肝、脾四脏，及其甚也，则四脏相移，必归脾肾。"说明脾、肾二脏，在妇科病机上，具有重要的密切的关系。

《素问·阴阳别论》说："二阳之病发心脾，有不得隐曲，女子不月。"从五行相生的关系，心脾是母子关系。《景岳全书·传忠录·命门余义》说："脾胃以中州之土，非火不能生。"《脾胃论》说："脾胃不足，是火不能生土。"火，包括心君之火和命门之火。二阳，阳明胃也，胃与脾相表里。月经病与心、脾二脏都有关系，《素问·评热病论》云："月事不来者，胞脉闭也。胞脉者，属心而络于胞中，今气上迫肺，心气不得下通，故月事不来也。"脾胃为气血生化之源，阳明乃多气多血之府，心又主血脉，故心、脾、胃的病变，往往影响及气血，而气血之盛衰，与妇科关系密切。《校注妇人良方·产宝方论序》云："妇人以血为基本，苟能谨于调护，则气血宣行，其神自清，月水如期，血凝成孕。"如上所述，心脾与气血有密切的关系，故心脾为病，势必导致妇科疾患。

肝藏血而脾统血。但肝脾有相克的关系，肝木每易克脾土。《金匮要略》云："夫治未病者，见肝之病，知肝传脾，当先实脾。"肝为将军之官，喜条达而恶抑郁，肝郁则气横逆而易克土，肝强脾弱必致饮食少思，影响气血之生化，在妇科病中，往往出现肝脾不和或肝胃不和之病机。

（三）调理脾胃的几种治则

人是一个整体，每个脏腑有其本身之功能，但又必然与其他脏腑有相应的联系，根据脾胃的生理、病理特点和与其他脏腑密切的关系，调理之法有多种，兹分述如下：

161

1. 补脾摄血法

妇科血证,有月经过多、崩漏、胎动不安、产后血崩、恶露不绝等。这些血证的原因很多:有因热迫血妄行者;有因瘀血不去,新血不得归经者;有因肝气失调,藏血不固者,有因中气虚衰,失于统摄者。血证有虚有实,但妇科病虚证较多而实证较少,故临床上以血失统摄者为多见。若因实热而出血者,亦可因下血量多而夹虚。正如《医宗金鉴·妇科心法要诀》所云:"去血过多,则热随血去,当以补为主。"即便是瘀血或肝气盛之实证出血,若出血过多、过久,也往往实中有虚,除实方中,需兼顾其虚。《景岳全书·妇人规·崩淋经漏不止》引先贤之言曰:"凡下血证,须用四君子辈以收功。……故凡见血脱等证,必当用甘药,先补脾胃以益生化之气,盖甘能生血,甘能养营,但使脾胃气强,则阳生阴长,而血自归经矣,故曰脾统血。"大凡妇科下血证,在出血期间,大法以补脾摄血为主。兼热、兼瘀者,当配以清热、化瘀之品,以求标本并治。《沈氏女科辑要笺正·血崩》云:"阳虚元气下陷,不能摄血者,则宜大补脾气,重用参、芪,而佐以升清之法。"综上所述,妇科下血证宜重视运用健脾补气以摄血之法。常用方如四君子汤、独参汤、举元煎等。在出血期间,须慎用当归、川芎。《沈氏女科辑要笺正·血崩》指出:"当归一药,其气最雄,走而不守,苟其阴不涵阳而为失血,则辛温助劫,实为大禁。"川芎也是辛温走窜活血之品,故均不宜用,否则往往反致出血增多。盖辛温之药,能行血动血也,故以慎用或不用为宜。若拟于健脾补气剂中,加入养血之品,则以阿胶、何首乌、桑寄生、熟地、黄精、黑豆衣、岗稔果、桑椹子等为佳。

2. 升举脾阳法

脾气主升,脾阳升才能健运,方可使水谷之精微敷布而周流于全身。若脾气不升或反下陷,则津血、胞宫亦可随而泄陷,如久崩久漏、久滞、阴挺下脱等证便可发生,治法须补气以升阳,方剂如大剂补中益气汤,或调中汤(《脾胃论》方:人参、黄芪、苍术、甘草、橘皮、木香、升麻)等,以升举脾阳,健运中气,使元阳得温补而气陷可举矣。

3. 健脾燥湿法

脾喜燥而恶湿,脾得温燥,则气机健运。湿性重浊濡滞,阻遏阳气,障碍运化功能。若水湿之邪留聚于中,则脘闷腹胀,食呆纳差,肢体倦怠。流注于下,则大便溏泄,带下增多,或经行泄水、经行泄泻、经前浮肿,或妊娠水肿、胎水肿满等。治疗原则应以健脾燥湿为主,或佐以渗利,常用方如参苓白术散、完带汤、全生白术散、升阳除湿汤(《脾胃论》方:苍术、白术、茯苓、防风、白芍)、正脾散(《产宝百问》方:苍术,香附、陈皮、小茴香、甘草)等加减化裁,以健脾燥湿。

4. 理脾和胃法

脾胃分主升降出入,以完成其饮食消化吸收营养等一系列新陈代谢的功能。水谷之清者(精微)上输于心肺而生化血气,水谷之浊者(渣滓)下降于大肠、膀胱而成为粪溺。若胃气不降而上逆,则呕吐、呃逆频作,脾气不升而下降则飧泄、血脱之证出现。脾胃不和则脘腹胀满或嗳气吞酸,如妊娠呕吐、经前泄泻、子悬等证均可发生。关于脾失健运及脾阳下陷之病机及治法,已见前述。至于胃气不和,则应和胃降逆止呕,可选用《金匮要略》之干姜人参半夏丸、小半夏加茯苓汤,以及橘皮竹茹汤、平胃散或橘皮竹茹汤(《名医方论》:党参、白术、茯苓、甘草、半夏、陈皮、木香、砂仁、生姜、大枣)等,以调和脾胃,宽胸降逆止呕。

5. 温补脾肾法

脾阳需命门之火以温煦。《类经附翼·求正录》指出:"命门原属于肾,非别为一腑也。"《景岳全书·传忠录·命门余义》说:"脾胃以中州之土,非火不能生,然必春气始下,则三阳从地起,而后万物得以生化,岂非命门之阳气在下,正为脾胃之母乎。……命门有火候,即元阳之谓也,即生物之火也。"脾阳不足,往往由于命门火衰、肾阳不足,故妇科临床上脾肾阳虚者颇为常见。如月经不调、闭经、崩漏、不孕、滑胎、带下不止等。常用方如茯苓菟丝丸(《景岳全书·新方八阵》方:茯苓、菟丝子、白术、莲子、山药、炙甘草、杜仲、五味子)、保元汤(《博爱心鉴》方:人参、黄芪、甘草、肉桂、生姜)等加减化裁,以温补脾肾。

6. 补益心脾法

心主神明、神明失守则伤心;忧思过度则伤脾。心脾受损,可影响胞脉的运行而出现月经失调、闭经、崩漏等疾患。同时可伴有怔忡、惊

163

悸、健忘、失眠、盗汗、纳呆等证候。常用方如归脾汤、人参养荣汤等，以补益心脾。

7. 舒肝实脾法

肝郁气盛，横逆而克脾土。临床上往往出现月经失调。调治之法，宜舒肝而实脾。《金匮》指出肝病当先实脾，以免肝病传脾，这既是治疗的方法，也是一种预防传变的措施。常用方如逍遥散是此法典型的组方。方中柴胡、白芍、当归、薄荷以舒肝和血，白术、茯苓、甘草、煨姜以健脾。此方广泛应用于妇科，特别是月经先后无定期，经前乳胀，经行情志异常，胸胁胀满，头痛目眩等。若肝郁化火者，可加入丹皮、栀子，名为丹栀逍遥散，若肝郁血虚者，加入地黄，名黑逍遥散（见《医略六书·女科指要》）。此外，还有张景岳的柴胡疏肝散（柴胡、炙甘草、白芍、香附、川芎、枳壳），也属调和肝脾之剂，可适当加减化裁。

8. 清利湿热法

湿邪为害，主要责之于脾之运化失常，故曰脾主湿。湿属阴邪而性重浊濡滞，但湿郁日久，可以化热，则成湿热。湿热蕴郁于下，可致湿热带下，治法宜清利湿热。常用方如樗树根丸（《摄生众妙方》方：樗树根皮、黄柏、芍药、良姜）、止带方（《世补斋医书·不谢方》方：茵陈、黄柏、丹皮、栀子、车前子、猪苓、泽泻、茯苓、牛膝）、二妙散等加减运用，以清热利湿上带。

结　语

脾胃之理论，首见于《黄帝内经》，以后不断补充完善，至金元时代，李东垣著《脾胃论》等，提出"胃气为本"，认为"内伤脾胃，百病由生"，力主调补脾胃，成为补土派，初步形成了脾胃学说。他在《脾胃论》指出："大抵脾胃虚弱，阳气不能生长"；又说："元气之充足，皆由脾胃之气无所伤，而后滋养元气。"其立法着重补气升阳，健脾燥湿。至清代叶天士、吴鞠通等又提出益养脾阴胃阴，以补东垣之不足，使这一学说更为完善。盖每一脏腑均有阴阳二气，脾阳损伤固可致病，而脾阴胃阴不足也是一种病机，临床上也不乏此例。

仲景谓"四季脾旺不受邪"。据现代科学的研究，证明脾虚患者的免疫能力下降,抵抗疾病的能力较差,这说明中医所说的脾旺不受邪是有科学内容的。

妇科重视肾、脾、肝的生理、病理。肾主先天,脾主后天,肾主生殖,脾主营养,先天与后天相互支持,营养与生殖得以协调,则生长发育便可正常,经、带、胎、产、乳之病自少发生。正确而灵活地运用脾胃学说以指导妇科临床实践,是治法上重要的一环。

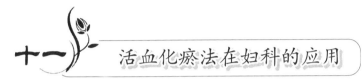

十一 活血化瘀法在妇科的应用

女性的生理特点是经、带、胎、产、乳,这些生理功能都与血密切相关,故言"女子以血为主"。血分的不足或血脉的凝涩瘀滞,均可导致妇产科疾病。

(一) 瘀血的涵义和成因

关于"瘀"的释义,《说文》谓:"积血也。"瘀是由于积血所致的疾病。

血由饮食所生化,在机体的脉道中运行,循环不休,以营养全身。《灵枢·痈疽》说:"夫血脉营卫,周流不休。"《灵枢·邪客》又说:"营气者,泌其津液,注之于脉,化以为血,以荣四末,内注五脏六腑。"血的正常状态,应在脉管内有规律地流畅运行为顺,反之为逆。《三国志·华佗传》指出:"血脉流通,病不得生。"若流动阻滞,或渗溢出脉管之外而成为离经之血,则属病理变化的血瘀。《素问·调经论》:"五脏之道,皆出于经隧,以行血气,血气不和,百病乃变化而生。"血瘀是血气不和之一。导致血瘀的原因,可有下列几种:

1. 气滞血瘀

血为有形体液之一,血脉由心所主,赖心之搏动和血管中之功能——"气"以推动其运行,故曰"气为血帅。"《寿世保元》说:"盖气者,血之帅也,气行则血行,气止则血止,气有一息之不运,则血有一息之不行。"气血既相互依存,又相互影响。《沈氏尊生书》讲得更清楚:"气运乎血,血本随气以周流,气凝则血亦凝矣。夫气滞血凝,则作痛作

165

肿,诸变百出。"气滞血瘀的形证,属于实证的类型。

2. 气虚血瘀

气虚则机体的功能减弱(包括心脏和血管的功能),血行缓慢,脉络不充,血流不畅,日久则成瘀滞。《医林改错》指出:"元气既虚,必不能达于血管,血管无气,必停留而瘀,以致气虚血瘀之症。"这属于虚中有实的类型。

3. 寒凝血瘀

血得温则行,得寒则凝。因寒为阴邪,性主收引、凝滞,脉管遇寒则容易收缩,血液遇寒则易凝涩,这是一般的现象。《灵枢·经脉》说:"寒邪客于经脉之中,则血泣而不通。"《素问·调经论》指出:"气血者,喜温而恶寒,寒则泣而不流,温则消而去之。"这说明了血液运行和凝滞的机制。寒凝致瘀,这属于寒实证的类型。

4. 热灼血瘀

热为阳邪,能煎熬津液,耗液伤阴。邪热过甚,血受灼烁,可使其浓浊黏稠,流通不畅而致瘀。《医林改错·积块》说:"血受热则煎熬成块。"《伤寒论》有瘀热在里之证,也是这一机制。此属于实证、热证的类型。

5. 出血成瘀

《灵枢·百病始生》说:"阳络伤则血外溢;阴络伤则血内溢。"体外、体内出血的原因甚多,可由于外伤,亦可由于内伤。皮外之出血,虽可耗去一定的血量,出血量过多者甚或引起休克,但因此而积瘀成患者却少;而皮肌内或胸腹腔内之出血和脏腑中的出血,是体内离经之血,这种内出血往往成为瘀血的重要成因。《灵枢·赋风》说:"若有所堕坠,恶血内留而不去。"这种体内溢血的血瘀证,在内、外、妇、儿等科均可发生。

6. 情志失调致瘀

五志七情等精神因素刺激过强、过久或失调,使中枢神经处于过度抑制状态,气机不畅,血行滞碍,亦可成瘀。《灵枢·百病始生》说:"若内伤于忧怒,则气上逆,气上逆则六输不通,温气不行,凝血蕴里而不散,津液涩渗,著而不去,而积皆成矣。"这是由于七情郁结,气病及血之故。基本属于实证的类型。

7. 久病致瘀

久病入络可以致瘀,各种怪异之病亦多起于瘀,用通络活血之法治疗,每能收效。

(二)瘀血与妇产科疾病的关系

女性以血为主,血占很重要的位置。因为妇女的经、孕、产、乳等生理特点,无不与血的盛衰或畅滞有密切关系。任脉通,太冲脉盛,血海充盈,由满而溢,则月事以时下;若任脉虚,太冲脉衰少,血海空虚,来源不足,则月经闭止。瘀血内留,则痛经、闭经、崩漏、月经不调、癥瘕包块等病,均可发生。又妇人血旺才能摄精成孕;妊娠以后需要血以养胎直至正常分娩;产时血气旺盛,则胎儿容易娩出,产后恶露亦正常排出而自止;哺乳期血气旺盛则乳汁充沛而分泌正常。如孕产期内有瘀阻,则可致胎漏、胎动不安,或产时大量出血;或产后腹痛、恶露不绝等,哺乳期血气壅阻,可成乳痈。

妇产科疾病主要是与妇女生殖系统有关的病变。血的瘀滞可以从各方面影响到生殖系统的病理变化。而妇女由于月经与产褥的关系,形成血瘀的机会较多,故血瘀成为妇产科常见的病因之一。由于血液流动缓慢甚或停滞、或血液离经而成瘀积,使血液由动态而变为静态,在病机上可表现为血液循环障碍和受累组织的损害、组织细胞的炎症、水肿、糜烂、坏死、硬化、增生等继发性改变。即可发生经、孕、产、乳等妇产科疾病。

血瘀在妇产科的主要见证,可有下列几种:

1. 疼痛

中医学认为"通则不痛,痛则不通。"血瘀可使血流滞碍、组织发炎肿胀等,其病机是脉道不够通畅,甚或闭塞不通,因而出现疼痛。其特征多为部位固定,痛处拒按,或按之有块,呈刺痛或胀痛。最常见的病如痛经、癥瘕疼痛或产后腹痛等。

2. 癥瘕肿块

瘀血壅聚于经络脏腑,日久可成癥瘕肿块。清代医家唐容川的《血证论》:"瘀血在经络脏腑之间,则结为癥瘕。"又说:"气为血滞,则聚而成形。"妇科的癥瘕肿块是比较多见的,如子宫肌瘤、子宫内膜异位症、盆腔炎症包块、卵巢畸胎瘤以及各种生殖器官恶性肿瘤等,都属于这一范畴。《灵枢·水胀》有石瘕、肠覃的描述:"石瘕生于胞中,寒气客于子门,子门闭塞,气不得通,恶血当泻不泻,衃以留止,日以益大,状如怀子,月事不以时下,皆生于女子,可导而下。"这可能是指先天性处女膜闭锁的经血潴留症。"肠覃者,寒气客于肠外,与卫气相搏,气不得营,因有所系,癖而内著,恶气乃起,息肉乃生,其始生也,大如鸡卵,稍以益大,至其成,如怀子之状,久者离岁,按之则坚,推之则移,月事以时下,此其候也。"这可能是对卵巢囊肿的描述,因其在子宫之外,而且往往占据肠位,故曰肠覃。可见我国在两千多年前对于血瘀所致的妇科癥瘕包块等病,已有了一定的认识。

3. 出血

"瘀血不去,新血不得归经",这是妇科出血机制之一。又经行不畅,可致血不循经而妄行,成为离经之血。故妇产科的各种出血症。可由血瘀所引起;如胞宫积瘀,可致崩中漏下;产后胞衣不下或胞衣不净,可致产后大量出血或长期淋漓出血;血气郁逆,血不循经而妄行,可致经行吐衄;气血滞碍不通,可致输卵管妊娠,使脉道损伤而内部出血。这些出血因素,都是由于血瘀造成。

4. 发热

体内有瘀阻,一方面可由积瘀化热;一方面又可降低体内的抗御能力而容易引起感染发热。产后发热中的一个类型即由于瘀血壅阻。例如产褥感染,中医学认为这是瘀血内阻复感热毒之邪所致。

5. 精神神经症状

血瘀症可引起精神抑郁,哭笑无常,或出现顽固性头痛等神经系统症,如热入血室、经前紧张症等,血瘀往往是构成这些疾病因素之一。

6. 月经不调和闭经

血瘀不仅可致痛经、崩漏等月经疾病,也可致月经不调和闭经。月经以通畅为顺,这反映身体血行畅利,若气滞血瘀,则血行滞碍,可出现月经先后多少不定,或量多不止,或量少淋漓,经色紫黯而有血块,或月经由量少而渐至闭止,此多因经、产期间,血室正开,外为寒凝,以致经脉阻滞,血不畅行,月经量少;若瘀血内停,积于血海,冲任受阻,则可由少而闭。多种月经疾病,均可由血瘀而产生,其表现症状有或多或少的不同,而其病机则一,贵乎临床时进行具体的辨证。

至于血瘀的诊断,除上述几种见证可供参考外,在望诊、切诊等方面还有其特点:①面色多紫黯甚或黧黑;②唇舌黯红、青紫或有瘀斑(一般多见于久病血瘀或瘀积较明显的患者,若病情较轻或病程较短者可无此种表现);③如属月经异常者,经色多紫黑、经质多稠浓或有较明显的血块;④皮肤干燥而色紫无华,甚或肌肤甲错;⑤腹部按之可触及硬实的癥块,且疼痛拒按;⑥脉象沉弦或沉涩。

(三) 活血化瘀法的作用

瘀血是一种有形之邪,多属实证。《素问·阴阳应象大论》说:"血实者宜决之。"决之,即驱除化逐之意;亦即我们常说的活血祛瘀法,或称活血化瘀法。《素问·至真要大论》指出:"疏其血气,令其调达,以致和平。"此即理气活血;使瘀滞的血脉恢复其原有的活动流通,以达到治疗之目的。根据国内临床观察和实验研究资料,活血化瘀法有如下的作用:

1. 改善微循环

有瘀血证候表现的患者,经过活血化瘀治疗后,发现其毛细血管脆性明显改善,间接提示能增加循环毛细血管的张力和降低血管壁通透性的作用,不同程度地解除微循环障碍,从而改善微循环的功能。

2. 改善血液流变学性质

可使血液的浓、黏、凝、聚程度减轻或恢复正常,从而改善血液流变学的性质。

3. 调节血流分布和改善心脏功能

中药活血化瘀的药物,可有选择性地扩张血管,加速这个部位血液流动,从而调节全身血液循环和改善心脏功能。"心主血脉",妇女以血为主,故心的功能与妇产科疾病具有一定的关系。《素问·阴阳别论》说:"二阳之病发心脾,有不得隐曲,女子不月。"《素问·评热病论》指出:"月事不来者,胞脉闭也。胞脉者属心而络于胞中,今气上迫肺,心气不得下通,故月事不来也。"心主血,脾统血,二脏与血均有密切关系。活血化瘀法能调节血流分布和改善心脏功能,这对于某些月经病是有调整作用的。

4. 促进组织的修复与再生

活血化瘀法可以改善血液流变性。血流加快,红细胞解聚,毛细血管网开放增多,在局部血流增加的基础上,加快了坏死组织的吸收,以及血液的供给和营养的改善,从而促进组织的修复和再生,因对妇科各种炎症具有一定的效果。

5. 促进增生性病变的转化和吸收

活血化瘀法能减轻组织增殖和组织粘连,对于肿瘤细胞的生长也具有一定的抑制作用。因此,活血化瘀法对于妇产科此类病变某一阶段,具有一定疗效。

6. 对代谢、免疫、抗凝和纤溶的影响

实践证明,不少活血化瘀药物对体内物质代谢起一定作用。有些活血化瘀药物对排卵型功能性子宫出血症的病人,服药以后可使尿中所含 17 羟升高,这说明它对肾上腺皮质功能也有一定的影响。此外活血化瘀法对免疫功能的影响,值得今后深入研究。又某些活血化瘀药物能纠正出血时间和凝血时间明显延长。故对某些月经过多或出血不止的病人,可以达到减少出血及止血之目的。

以上几点,是近年来国内研究活血化瘀作用原理的初步认识,这些可喜的探索,值得我们今后进一步从各方面继续加以研究。

(四)妇产科常用的活血化瘀方药

导致血瘀的原因不同,由此而产生的疾病甚多,故活血化瘀法应用范围很广,但运用起来其中亦有差异,现仅就妇产科所常用者概述如下:

1. 行气活血

适用于气滞血瘀之证。如肝气郁结的痛经、经前紧张症、慢性盆腔炎等,常用方药:

(1)膈下逐瘀汤(《医林改错》方:乌药、延胡、枳壳、香附、当归、川芎、赤芍、桃仁、红花、丹皮、灵脂、甘草);

（2）香棱丸（《济生方》方：丁香、木香、小茴香、三棱、莪术、青皮、枳壳、川楝子）；

（3）丹栀逍遥散（《古今医统》方：丹皮、栀子、柴胡、当归、芍药、茯苓、甘草、薄荷、煨姜）。

2. 活血止痛

瘀血内阻的特征往往出现疼痛，在妇产科中更为常见。常用方药：

（1）失笑散（《太平惠民和剂局方》方：蒲黄、灵脂）；

（2）金铃子散（《太平圣惠方》方：川楝子、延胡索）；

（3）活络效灵丹（《医学衷中参西录》方：丹参、当归、没药、乳香）。

3. 祛瘀散寒

寒凝则血瘀，根据《黄帝内经》"温则消而去之"之理，治宜温经散寒以祛瘀，或通阳逐瘀，常用方药：

（1）少腹逐瘀汤（《医林改错》方：干姜、桂枝、小茴香、没药、川芎、当归、芍药、五灵脂、延胡、蒲黄）；

（2）金匮温经汤（《金匮要略》方：吴茱萸、桂枝、生姜、川芎、当归、人参、半夏、阿胶、丹皮、麦冬、芍药、炙甘草）；

（3）生化汤（《傅青主女科》方：川芎、当归、煨姜、桃仁、炙甘草）；

（4）桂枝茯苓丸（《金匮要略》方：桂枝、茯苓、桃仁、丹皮、赤芍）。

4. 攻逐瘀血

血瘀明显而形成瘀积，同时体质尚壮盛者，可采用攻逐瘀血之法。常用方药：

（1）桃红四物汤（《医宗金鉴》方：桃仁、红花、当归、川芎、芍药、地黄）；

（2）桃仁承气汤（《伤寒论》方：桃仁、大黄、桂枝、芒硝、甘草）；

（3）下瘀血汤（《金匮要略》方：土鳖虫、桃仁、大黄）；

（4）抵当汤、丸（《伤寒论》方：水蛭、虻虫、桃仁、大黄）。

5. 清热化瘀

血内蕴热，煎熬津液，使血液浓、稠、黏、聚，成为瘀热在里的病机，治宜清热化瘀。常用方药：

（1）解毒活血汤（《医林改错》方：连翘、葛根、柴胡、生地、赤芍、当归、桃仁、红花、枳壳、甘草）；

（2）消乳汤（《医学衷中参西录》方：丹参、乳香、没药、穿山甲、金银花、连翘、知母、瓜蒌）；

（3）血府逐瘀汤（《医林改错》方：生地、赤芍、归尾、川芎、桃仁、红花、柴胡、牛膝、甘草、桔梗、枳壳）。

（五）活血化瘀法对妇产科常见病的运用

1. 痛经

引致痛经的主要原因，多为寒凝或瘀阻。如痛经反复发作，日久不愈，且疼痛剧烈拒按，或按之有包块，且血块较多，血块排出后则疼痛暂为缓减者，多由瘀滞所致；从西医学观点来看，这种痛经不少属于子宫内膜异位症，治则必须以化瘀止痛为主，并结合寒热辨证治疗。可用失笑散为主方，或选用桃仁四物汤、金匮温经汤、少腹逐瘀汤、膈下逐瘀汤等，随证加减化裁。

2. 闭经

闭经可分为虚证和实证两大类。虚证之闭经多因血虚或肾虚；实证的闭经不外痰湿或血瘀。一般来说，久闭多虚，突闭多瘀（注意与早孕相鉴别），虚证宜以补为通，或先补后攻，因势利导，实证可攻或兼温化。去瘀通经的方药，常用的如桃红四物汤、瘀血汤、良方温经汤（《妇人大全良方》方：当归、川芎、白芍、肉桂、莪术、丹皮、牛膝、人参、甘草）等。

3. 崩漏

崩漏的原因，以肝肾阴虚或脾肾阳虚为主，但亦往往兼有血瘀者。特别是久漏不止的病人，多属瘀滞所致，惟必须以中医的辨证原则为依据。如漏下日久，经色紫黑，兼有下腹胀痛、唇舌有瘀斑者，每属瘀血为患。据近年文献报道，对功能性子宫出血采取活血化瘀法治疗，可取得中药刮宫止血的效果。常用方药可用失笑散重加益母草。

4. 月经不调

月经先后无定期、量多少不定，或行而不畅，淋漓不止，兼有下腹胀痛者，往往与气滞血瘀有关。常用方药可选丹栀逍遥散加丹参、香附、凌霄花、益母草、郁金等,以行气解郁,活血化瘀,多能取效。

5. 经行吐衄

往往由于冲脉瘀热,阻滞不通。月经不调畅,因而夹肝气上逆,犯肺、胃而吐血衄血。治则应以凉血降逆、理气通经为主。方药可用丹栀逍遥散(栀子用黑栀子)加丹参、牛膝、茅根、郁金之类,以凉血化瘀降逆。

6. 经前紧张症

有些妇女每次月经前烦躁不安、头痛失眠、易怒喜哭、乳房胀痛、月经不畅利等。多属气血郁滞于里所致。治宜舒肝解郁、行气活血,可用丹栀逍遥散加丹参、桃仁、郁金、香附、青皮之类,使月经调畅,则诸证可除。

7. 盆腔炎

主要由于瘀热壅滞小腹,气机受阻,因而引起炎症所致。证候以下腹疼痛,或形成癥瘕包块、带下增多,或有不同程度的发热等。治宜清热化瘀、行气止痛,可用解毒活血汤合金铃子散加减,或用活血化瘀汤(北京首都医院方:生地、赤芍、桃仁、红花、生牡蛎、生鳖甲、昆布、海藻、夏枯草、桑寄生、川断),或急盆清解汤(广州中医学院附属医院方:金银花、连翘、败酱草、丹皮、栀子、赤芍、桃仁、蒲公英、没药、乳香、甘草)、慢盆消结汤(丹参、三棱、莪术、生苡仁、苍术、云苓、柴胡、青皮),以活血化瘀散结。

8. 胎衣不下

本症往往造成产后大出血的危险证候。接生时除用手术处理外,中医可采用活血逐瘀法以助其排出,气虚者则于活血逐瘀方中重加黄芪等益气之品,加强子宫的收缩功能,将胎盘排出。

9. 产后恶露不绝

证有虚、有实。虚证由于气虚不摄;实证则因瘀血未净(往往是胎盘残留),以致新血难安,因而淋漓不止。血色多紫黑而夹有小血块,且有腹痛。治宜活血化瘀,方用生化汤重加益母草,以助瘀血排出。

10. 产后腹痛

本症也是有虚、有实。虚证由于血虚或兼内寒;实证则由于瘀血内留,俗称儿枕痛。痛有定处和呈刺痛状,恶露不多而色黯黑,治宜活血止痛,可用生化汤合失笑散加广木香、乌药之类。

11. 产褥感染

产后瘀血内留兼感热毒邪气,故突发高热,腹部胀痛,恶露臭秽,甚或全身发斑,神志昏迷等。治宜清热解毒兼活血化瘀,方药可用犀角清络饮[《通俗伤寒论》方:犀角(水牛角代)、生地、丹皮、赤芍、桃仁、连翘、茅根、竹沥、灯心花、菖蒲]加减,高热昏迷者,兼服紫雪丹(《太平惠民和剂局方》)。

12. 癥瘕肿块

妇科病的癥瘕肿块,范围较广,有属于炎症者,有属于生殖器官肿瘤等实质性组织增生者,不论其属于哪种类型,多由血瘀结聚而成。治则应于散结化瘀法中结合辨证施治。一般可选用桂枝茯苓丸、大黄䗪虫丸(《金匮要略》方:大黄、䗪虫、桃仁、虻虫、水蛭、蛴螬、干地黄、干漆、芍药、杏仁、黄芩、甘草)、化癥回生丹(《温病条辨》方:人参、肉桂、两头尖、麝香、姜黄、丁香、川椒炭、虻虫、三棱、蒲黄炭、红花、苏木、桃仁、苏子霜、灵脂、降香、干漆、归尾、没药、白芍、杏仁、香附、吴茱萸、延胡索、水蛭、阿魏、小茴香炭、川芎、乳香、高良姜、艾炭、益母膏、地黄、鳖甲胶、大黄)、香棱丸等内服。外用双柏散(广州中医学院方:大黄、黄柏、侧柏、泽兰),调成膏状局部外敷。

13. 异位妊娠

异位妊娠,俗称宫外孕,多发生于输卵管。主要病机是气滞血瘀或少腹蓄瘀。在输卵管破裂前,或后遗包块,治宜活血化瘀消炎散结(休克型除外)。少腹蓄瘀者可用宫外孕一号方(山西医学院方:赤芍、丹皮、桃仁),以促进腹腔内离经之血的吸收,盆腔包块形成者,可用宫外孕二号方(上方加以三棱、莪术),以化瘀消癥。

体　会

活血化瘀法是中医学一种重要的也是特有的治法。《黄帝内经》首先提出"血凝泣,脉不通"的病机。张仲景《伤寒杂病论》论述了蓄血证、瘀血、干血、血痹、癥病、经水不利下、产后腹痛等多种与血瘀有关的疾病,并载有十多首活血化瘀的方剂。历代对瘀血的论述不断有所补充,并创制了不少活血化瘀的方剂,尤其是清代王清任的《医林改错》和近代唐容川的《血证论》等著述,对瘀血症的理论和治法方药,有了较大的发展。近年来,此治法经中西医结合进行了大量的临床观察和实验研究,取得了可喜的成绩,其应用范围不断扩大,内、外、妇、儿、五官等的多种疾病,用之均收到较满意的效果,因而引起人们对它的重视。在中医妇产科领域,对瘀血这种致病因素,一向都很重视,活血化瘀法应用于妇产科疾病也较广泛,方药尤多。如王清任认为有些不孕症可用少腹逐瘀汤治疗而有效。输卵管不通患者,用活血化瘀法治疗,也可收到一定效果。过去认为宫外孕非手术治疗不可,但近年用活血化瘀法的非手术治疗,也取得较好的疗效,成为重要的科研成果。用复方莪术注射液治疗妇科肿瘤,亦有一定的作用。今后进一步研究,以突破现有的水平,前途是大有希望的。

为了配合计划生育工作的开展,有研究采用活血化瘀通经之法,用以治疗月经过期不久,疑有早孕可能者,进行催经止孕,而达到早期药物人工流产之目的,这也有进一步深入研究的必要。

活血化瘀法的运用,应该以中医辨证施治的理论来指导实践,但必须结合现代的科学方法来加以研究,了解其在体内各方面所起的作用,并分析各种方剂、药物的特性,掌握其最适宜的剂量,俾能收到最理想的效果,这是今后应继续努力的。

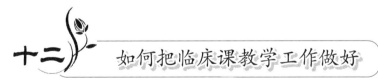

十二 如何把临床课教学工作做好

作为一个临床课教师,其工作既不同于医院的医生,也不同于基础课教师。临床课教师既要有丰富的临床经验,也要有深厚的理论基础,不仅要有本专业的学识,也要有其他各科的一般知识,并要掌握好教学方法,善于引导,才能把临床课教学工作做好。

我从事临床课教学几十年,有一些经验和体会,愿与同道共同讨论。

（一）理论联系实际

1. 本专业的理论要与中医基本理论相联系

中医学有系统的理论，如阴阳学说、脏腑经络学说、病因病机、四诊八纲、治法方药等等，是指导各科的临床实践的理论基础。不论内、外、妇、儿各科，总离不开这些理论范围，这充分体现出基本理论的重要意义。正如《黄帝内经》指出："知其要者，一言以终，不知其要，流散无穷。"什么是"要"？是指具有纲领性的基本理论，如不能认真地掌握好它，就不可能很好地辨证，辨证不明，就难于论治。其结果只有头痛医头，脚痛医脚，或者以方套病，对号入座，那就丢掉了中医药学的精华，疗效必不会好。因此，对每门中医专业临床课老师来说，必须全面地、系统地熟识中医的基本理论。

但是，各门专业临床课又有它本身的特点，故对于某方面理论的理解和运用，由于各科有其着重点，因而对其深度和广度的要求，又各有所不同。例如伤寒着重六经辨证，要注意六经的涵义和传变的规律，温病着重卫气营血辨证，要掌握卫气营血的主证和注意其顺传或逆传，并时时预防其伤阴。内科杂病着重脏腑辨证，要分清寒热虚实表里阴阳。儿科则要注意其脏腑娇嫩，形气未充，稚阴稚阳，易虚易实，易寒易热，变化迅速的特点，处方用药，与成年人不尽相同。妇科主要是与生殖有关的经、带、胎、产诸疾，脏腑则着重于肾、肝、心、脾，经络则着重于冲任督带。可见各个临床学科又有其本专业的基本理论，各科的教师必须精通它，才能指导本专业的实践，解决本专业的实际问题。不过，各专业的理论都是由中医基本理论派生出来的，而不是孤立的，二者之间有着紧密的联系，这是普遍性与特殊性的关系，共性与个性的关系。特殊性与个性是寓于普遍性和共性之中。我们认识矛盾，目的是为了解决矛盾。《矛盾论》指出："不同质的矛盾，只有用不同质的方法才能解决。"（《毛泽东选集》第一卷第 777 页）因此，对于各科本身的特点，应该全面地认识它，掌握它，并加以解决。各临床课本专业的基本理论，是解决各该科特殊性问题必不可少的知识，必须重点加以研究和讲述。

2. 理论要能指导本专业的临床实际

理论不是凭空想出来的,而是通过无数次的实践,把客观规律性的东西予以归纳、概括、抽象,有系统地加以说明,因而反过来能够指导实践。因此,理论必须是客观实际的反映。中医学的理论是几千年来劳动人民与疾病斗争的经验总结,它具有丰富的实践基础,因而是唯物的,虽然在长期的封建社会中,不可避免地掺杂了一些唯心的东西,但这不是主流。两千多年来,中医学采用了朴素的唯物辩证观点来理解人体生理、病理的现象,故其理论是具有朴素的唯物辩证思想的。

理论是为了分析事物的本质和矛盾之所在,以便找到解决的方法。疾病的发生,是邪正斗争的表现,病邪与正气是对抗性的矛盾。各科各有其特有的病种和重点的组织系统,因而各有其本专业的基础理论。以妇产科为例,主要是研究有关生殖系统的病变。按中医的理论体系来说,脏腑中主要是肾、脾、肝之功能失调,并辨别其在气、在血;经络中主要是冲任二脉的损伤;六淫所伤主要在于寒、热、湿的入侵;外感与内伤之中主要着重于内伤。常用治疗原则,可概括为:①滋肾温肾;②健脾和胃;③疏肝养肝;④调理气血;⑤清热解毒;⑥渗利水湿;⑦温经散寒;⑧清热解毒等等。不论经、带、胎、产和妇科杂病,都可根据这些原则来辨别病情,分析病变和处方用药。如能深入地准确地掌握这些理论内容,对妇产科疾病是不难认识的,并能加以解决的。当然,作为一个临床教师,还需要从临证实践中不断加以体验,这就是理论联系实际。

(二)教师不能脱离临床实践

1. 加强临床实践

理论的钻研和临床实践是互相促进的。《实践论》说:"理论的基础是实践,又转过来为实践服务。""认识从实践始,经过实践得到了理论的认识,还须再回到实践去。"(《毛泽东选集》第一卷第283、291页)临床医学更是如此。课堂讲授,主要是从理论上作系统的阐述,也是根据疾病的客观实际做有条理的说明,这应该是认识疾病与治疗疾病的经验总结。因此,临床教师决不能离开临床实践,否则讲授内容便

177

成为无源之水,无本之木,教学质量便得不到提高,讲起来更不会生动活泼,结果理论成为空洞的理论或教条式的罗列,甚或脱离实际。但是,光有一般的临床实践,而不能把它总结,提高到系统的理论来讲述,学生便无从理解疾病的概况及其发展规律,那就更谈不上举一反三了。作为一个临床课教师,偏于哪一方面都不行。正如斯大林指出:"离开实践的理论是空洞的理论,离开理论的实践是盲目的实践。"(斯大林《论列宁主义基础》)我认为,临床课教师应该有一半时间从事临床实践,有一半时间从事课堂教学(包括备课)。这样,既可以总结经验,又可以钻研理论,以达到教学相长之目的。教研室应该从时间上适当地轮流安排,这样循环往复,可使每个教师得到提高,也是理论与实践相结合的体现。正如《实践论》所言:"实践,认识,再实践,再认识,这种形式,循环往复以至无穷,而实践和认识的每一循环的内容,都比较地进到了高一级的程度。"(《毛泽东选集》第一卷第295页)每一个临床课教师必须遵循这一程序来提高自己的业务水平。

2. 讲授要结合实际又须系统扼要

怎样才能系统地提纲挈领地授课呢?这须要教师下一番工夫。课程要精简,这不仅是科目的设置问题,亦涉及每一门课讲授的内容。课程必须系统讲述,这是大前提,但讲授应该精简扼要,提纲挈领,最忌繁杂。例如每一个病的分型辨证,应该把最常见、最突出的归纳为几个类型,作系统讲述。分型不宜过于繁复,选方用药也应如此。一个病或一个证型选择一个代表方,并指导其加减运用便可以了,这有利于学生掌握。又中医有"异病同治"的原则,一个方有一个法,病虽不同,但证型、病机相同者,可用同一治法和方药加以处理。因此,一个方是可以治疗多种疾病的,如四物汤、逍遥散、定经汤、八珍汤、温经汤、补中益气汤、归脾汤、完带汤、失笑散、左归、右归等等,都是妇产科常用的方药,可用于不同的疾病,有些还可用于其他专科。其实,每一个专科如能掌握若干个常用处方,并能熟练地加减运用,则思过半矣。同时,在讲述每一个病的时候,可选择一些典型病例介绍,以资启发。此外,在适当时候结合病例见习,使理论与实际紧密地联系起来,以加深学生对疾病的认识。

3. 启发思考,培养研究能力

对高等医学院校学生的培养,不仅要求其有独立治疗常见病能力,并应培养其有科学研究的才能,使他们能够成为创造中医新医学新药学的骨干力量。因此,对他们的要求,在医学领域上造诣既要有深度,也要有广度;在学术观点上,应容许百家争鸣,故对于各家学说,包括现代最新的理论,应扼要地予以介绍,以启发其独立思考能力,提出新的问题。对于各方面的学说,只要其不是反动的、封建迷信的、唯心的、形而上学的,则不宜过早地加以否定,因为一种新的理论,有些是要经过很长一段时间才能加以证实。中医的经络学说,已经有了两千多年的历史,现在还未有找到它的实质,但通过针刺麻醉这一事实,可以说它是客观存在的。世界上有很多尚未被认识的东西,但没有不可认识的事物。"世上无难事,只要肯登攀。"一切客观的事物,终究是会逐渐被人们认识的。

179